KB217946

스트레스치료법

스트레스 제로에 도전한다!
스트레스에서 벗어나 나를 바꾸는 마음의 처방전

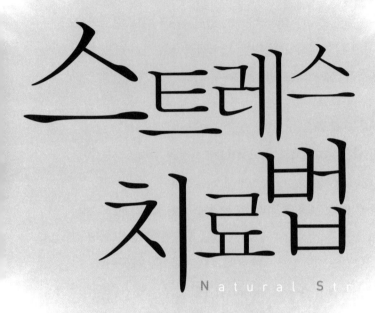

스트레스 치료법

Natural Stress Treatment

한광일 지음

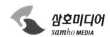

삼호미디어
samho MEDIA

Preface

현대인은 매일같이 스트레스를 받으며 살아가고 있다. 아예 어느 정도의 스트레스 상태에 있는 것이 당연시되기도 한다. 스트레스란 우리가 매일 들이마시지만 눈에 보이지 않는 공기와도 같아서 매우 중요한 존재이지만 잊고 살아가기 십상이다. 그러는 사이 스트레스는 정신과 육체를 서서히 좀먹어가며 결국에는 자신을 파괴하게 된다.

스트레스는 단순히 외부에서 주어지는 것이 아니라 자신과 환경의 상호작용에 의해 발생한다. 현대인은 무엇보다 이 스트레스를 얼마나 받느냐 또는 얼마나 잘 극복해가느냐에 따라 성공과 실패, 행복과 불행이 좌우된다고 해도 과언이 아니다. 우리가 느끼는 행복감과 불행감, 슬픔과 고통은 실은 어떤 감정과 대상으로부터 스트레스를 받아 생기는 육체적인 감각이기 때문이다.

그러므로 행복한 인생과 짜릿한 성공을 이루기 위해서는 무엇보다 스트레스의 정체를 정확히 알고 효과적으로 관리하는 것이 중요하다. 그럼으로써 정신적·육체적 건강은 물론 사회적 성공과 행복지수를 높일 수 있다.

사회생활을 하다 보면 자신을 괴롭히고 지치게 만드는 일들이 기분 좋은 일보다 훨씬 더 많이, 더 빈번히 일어난다. 무수한 사건과 감정에 얽매인 채 치열한 경쟁 속에서 시달리다 보면 비교적 일도 잘하고 긍정적으로 살아가던 사람이라도 어쩔 수 없이 각종 스트레스에 짓눌리기 마련이다.

'이 일은 오늘 반드시 마쳐야 해', '올해는 꼭 승진해야 해', '이번엔 꼭 누구를 이겨야지', '내년에는 꼭 집을 마련해야지' 등등의 계획이나 목표, 또는 어떤 대상에 대한 경쟁심 등은 알게 모르게 자신의 정신과 육체에 스트레스를 준다. 그 결심들이 순조로이 이뤄지지 않아 조바심이 생기는 상태가 되거나 스스로에게 짐이 된다면 스트레스는 가속도를 높여간다. 평소의 이런 강박관념에서 벗어나지 못하면 아무리 노력해도 스트레스에서 벗어날 수가 없다.

따라서 오늘날 현대인들에게는 스트레스를 받으면서도 끈기 있게 자신의 목표를 수행하기 위해 사고와 감정을 조절하는 정신력 강화 기술이 절실히 필요하다. 충분한 능력을 갖춘 사람도 스트레스에 짓눌리다 보면 그 모든 능력이 무용지물이 되어 제대로 된 성과를 얻을 수 없다. 따라서 능력을 충분히 발휘하려면 먼저 정신력을 강화하는 일이 매우 중요하며, 이것이 스트레스를 극복하는 면역제 역할을 한다. 그러므로 당신이 인생의 성공과 행복을 원한다면 반드시 스트레스란 무엇이며, 왜 스트레스를 날려버리지 않으면 안 되는가를 정확히 알아야 한다.

이 책에는 스트레스의 정체와 원인, 인체에 미치는 영향과 스트레스 없이 일하는 방법, 스트레스 조절법과 관리 노하우 등을 다양하고 유용하게 담아놓았다. 이를 일상생활에서 적절하게 활용한다면 당신은 이미 스트레스를 이겨낸 승리자로서 성공의 문턱을 앞두고 있다고 볼 수 있다.

한광일

Contents

Chapter 2

스트레스와 신체 변화

Chapter 3

스트레스의 심리학

Chapter4____
비즈니스 스트레스

Chapter5____
스트레스와 질병

Chapter 6
스트레스와 웃음

Chapter 7
스트레스에 맞서기

Chapter 8

스트레스를 이겨낸 사람들

Part 2 스트레스치료법

Chapter 9___
스트레스도 치료할 수 있다

Chapter 10___
실전 스트레스치료법 1_ 웃음치료

Chapter 11

실전 스트레스치료법 2 _ 음악치료

Chapter 12

실전 스트레스치료법 3 _ 울음치료

Chapter 13____
실전 스트레스치료법 4 _ 기타

Appendix __ 특별기고

part 1
현대인과 스트레스

Natural
Stress
Treatment

현대인에게 스트레스는 일상사의 하나일 정도로 너무나 익숙한 자극이다. 사회의 변화 속도에 맞춰야 하고 그 안에서 경쟁해야 하는 한편, 물질과 기계의 발달로 인간관계의 단절이 심화되기 때문이다. 그래서 대부분의 사람들은 스트레스를 어쩔 수 없거나 당연한 것으로 받아들인다.

물론 어느 정도의 스트레스는 신체의 건강과 심리적 긴장을 위해 유익한 면도 갖고 있다. 하지만 그 정도를 넘어 장기간 지속되면 우리 몸과 마음 그리고 사회적인 관계까지 무너뜨리는 위력을 발휘하게 된다.

이제 이 파트를 통해 스트레스란 과연 무엇이고 신체적, 심리적, 사회적으로 어떤 영향을 주는지 알아보자.

Check! Check!

나와 스트레스

본문을 보다 효과적으로 이해하기 위해 자가진단을 해보자. 나는 어떤 경우를 스트레스로 인식하고 있으며, 내가 안고 있는 스트레스는 무엇이고 그때마다 해소 방법은 무엇이었는지 먼저 살펴보자. 아래의 각 질문에 생각나는 대로 적어본다.

★ 스트레스를 받으면 어떤 현상이 생길까?

1. _____
2. _____
3. _____
4. _____
5. _____

★ 나에게는 어떤 스트레스가 있는가?

1. _____
2. _____
3. _____
4. _____
5. _____

★ 나는 스트레스를 어떻게 해소하는가?

1. _____
2. _____
3. _____
4. _____
5. _____

★ 앞으로 해보고 싶은 스트레스 해소 방법은?

1. _____
2. _____
3. _____
4. _____
5. _____

Natural Stress Treatment

Chapter 1
스트레스의 정체

'스트레스' 라는 용어의 의미

17세기에는 '스트레스' 라는 단어가 '환경적인 어려움', '경제적인 곤란', '고생이나 역경' 등의 의미로 쓰였었다. 그 후 18세기에 이르러 물리학이나 공학에 도입되면서 '어떤 고형의 물체가 외부적 힘에 의해 물체 표면의 연속성을 잃게 된 상태' 의 의미도 포함하게 됐다.

본격적으로 의학적인 개념의 스트레스라는 용어가 탄생된 것은 20세기의 일로 캐나다의 내분비 학자인 한스 셀리에 박사에 의해서였다. 스트레스 연구에 평생을 바친 그가 1936년 〈네이처〉지에 '스트레스 학설' 을 발표함으로써 '외부에서 가해지는 상해나 자극 등에 대해 생체 내에서 일어나는 비특이적인 생물학적 반응' 이라는 의미를 갖게 된 것이다.

이후 오늘날까지 스트레스라는 말은 '외부 환경에서 받는 물리적이고 심리적인 압력과 내부를 보호하려는 저항력 사이에 균형이 깨져 나타나는 신체적이고 정신적인 증상' 을 의미하는 용어로 쓰이고 있다.

스트레스와 스트레서

외부의 해로운 인자나 자극을 스트레서(stressor) 또는 유발인자(trigger)라 하고, 이때의 긴장상태를 스트레스라 한다. 스트레서는 외적 원인과 내적 원인으로 나눌 수 있는데, 대부분 자기 자신에 의한 내적 원인에 기인한다.

외적 원인은 소음, 강력한 빛이나 열, 한정된 공간과 같은 물리적 환경, 무례함이나 명령, 타인과의 격돌과 같은 사회적 관계, 조직사회의 규칙·규정·형식, 친인척의 죽음, 직업 상실, 승진과 같은 생활의 큰 사건, 통근과 같은 일상의 복잡한 일 등이 있다.

내적 원인은 카페인, 불충분한 잠, 과중한 스케줄과 같은 생활양식, 비관적인 생각, 자신에 대한 혹평, 과도한 분석과 같은 부정적인 생각, 비현실적인 기대, 독선적인 소유, 과장되고 경직된 사고와 같은 마음의 올가미, A형·완벽주의자·일벌레 등 스트레스가 잘 생길 수 있는 개인적 특성 등이 있다.

일상에서 스트레스를 흔히 유발하는 요인은 다음과 같이 정리할 수 있다.

- 직무상 요인 : 업무 만족도, 과도한 업무나 과소한 업무 부담, 업무 설비 및 훈련 등
- 역할상 요인 : 역할의 애매함, 역할 갈등, 조직 구성원에 대한 책임, 조직에 대한 경계 등
- 만족도 관련 요인 : 승진, 해직, 좌천, 지위 불일치, 비전의 모호함, 임금에 대한 만족도 등
- 인간관계 관련 요인 : 직장의 상하 관계, 동료 간의 관계, 업무 분위기, 부서의 정책 및 참여와 의사결정 문제, 행동의 제약 등
- 가정 관련 요인 : 재정 문제, 생활환경, 가족 구성원 간의 문제, 결혼관계, 분위기, 이사, 병, 애경사, 운전 등

Tip 이렇게 하면 스트레스 쌓인다

1. 운동을 하지 않는다.
2. 먹고 싶으면 아무거나 먹는다.
3. 커피, 담배, 음료수, 콜라 등 흥분제를 많이 섭취한다.
4. 명상, 심호흡 등에 전혀 신경을 쓰지 않는다.
5. 교우관계나 이웃관계를 모두 단절한다.
6. 유머를 즐기지 않는다.
7. 모든 일에 자신이 모든 것을 해결하려고 한다.
8. 일벌레가 된다.
9. 생활이 불규칙하다.
10. 완벽주의자가 된다.

스트레스는
생존 본능의 반영이다

현대인들이 겪는 질병의 대부분은 스트레스로 인한 것이라고 한다. 스트레스가 주요 인자로 지목되는 질병만 280가지라는 분석도 있다.

스트레스를 받으면 교감신경이 흥분하기 시작하여 아드레날린과 부신피질 호르몬인 코르티솔 분비가 촉진되면서 혈압이 올라가고 동맥경화가 유발된다. 특히 굳어진 동맥의 위치에 따라 협심증, 심근경색, 뇌졸중이 발병할 수 있다. 게다가 면역력이 떨어져서 오는 감기 외에도 우울증, 불면증, 노이로제와 같은 정신질환, 간장병, 당뇨병, 암 같은 성인 질환이나 생리불순, 발기부전 같은 생식기 질환을 일으키기도 한다. 또한 이전에 받았던 스트레스 때문에 몸과 마음의 긴장상태가 지속되고 있다면 이것이 또 하나의 스트레스 요소가 된다. 심한 스트레스에 장시간 노출될 경우 심장에 영양을 공급하는 혈관인 관상동맥이 좁아지거나 막힐 수 있으며, 나아가 심장마비로 사망할 수도 있다.

뿐만 아니라 스트레스가 심한 상태에서 식사를 하면 십중팔구 탈이 나게 되어 있다. 위장의 운동 능력이 현저히 떨어지고 위장으로 가는 혈관이 수축되어 소화가 원활하게 이뤄질 수 없기 때문이다. 위장병의 50%가 스트레스 탓이라는 사실은 익히 알려진 바다. 현실적으로 신체적 위해가 되는 이러한 스트레스는 대부분 마음에서 비롯된다. 즉, 심리적인 면이 크게 작용한다는 것인데 남보다 앞서야 하고 인정받아야 한다는 욕심이 최대 요인이다.

스트레스란 자신의 잠재된 혹은 의식적 욕구가 현실적 결핍에 의해 거부될 때 느끼는 정신적, 신체적 반응이다. 이때 욕구의 본질은 생존이다. 그러므로 스트레스란 생존이 위험하다는 판단과 느낌이며, 쾌락과 행복은 생존이 성공적이라는 판단과 느낌이다. 그리고 이러한 판단과 느낌은 관념적이다.

사람은 무의식적으로 부정적으로 사고한다. 즉, 무의식적으로 보다 안전한 생존방식을 추구한다는 뜻이다. 따라서 노력하지 않으면 불량 감정인 스트레스 상태에 휩싸이기 쉽기 때문에 성공과 실패에 대한 관념적 판단과 느낌을 바꿈으로써 스트레스를 극복해야 한다. 관념적 판단과 느낌을 바꾸는 것은 의식적으로 선택과 포기를 함으로써 긍정적이고 낙관적인 사고 습관을 갖는 것이다. 이러한 노력을 통해 현대인의 생활에서 만나게 되는 수많은 스트레스 상황을 견딜 수 있게 되고 스트레스 강도를 낮출 수 있다.

불교에서는 헛된 욕망과 그릇된 집착에서 벗어나라고 가르친다. 작고 하찮은 것일망정 소중하게 여기고 만족할 줄 아는 소욕지족(所欲知足)의 삶을 살아야 한다고 말한다. 〈불유교경〉에 '만족할 줄 모르는 자는 비록 부유한 듯해도 가난하고, 만족할 줄 아는 자는 비록 가난한 듯해도 부유하다' 라는 문구가 나온다. 성경에서도 '주 안에서 항상 기뻐하라. 내가 다시 말하노니 기뻐하라'고 가르친다.

이처럼 우리는 부족해도 부유한 듯 살고, 어느 곳에 있든 무슨 일을 하든 항상 기뻐하며 살아야 한다. 그것이 건강과 장수의 지름길이다.

우리 몸은 스트레스에 저항한다

과도한 스트레스를 받을 경우 우리 몸에서는 단백질, 칼륨, 인 등의 배출이 증가하고 칼슘 저장 능력이 감소한다. 비타민 C가 대량 소모됨으로써 이 영양소 역시 쉽게 부족해진다. 또 스트레스로 인한 내분비계통의 호르몬과 과도한 자유유리기(free radical)의 분비는 세포나 면역기능의 이상을 유발할 가능성이 크다.

스트레스 반응은 자극호르몬인 아드레날린이나 다른 호르몬이 혈중으로 분비되어 우리 몸을 보호하려고 하는 반응으로, 위험에 대처해 싸우거나 그 상황을 피할 수 있는 힘과 에너지를 제공한다.

스트레스를 받으면 우리 몸은 다음의 세 단계를 거친다.

① 경고 반응기

생체가 스트레서에 대해 적극적으로 저항을 나타내는 시기로 1~48시간 안에 반응이 나타난다. 경고 반응기의 첫 번째는 '쇼크 상태'인데 체온과 혈압의 저하, 저혈당, 혈액 농축 등의 쇼크가 나타난다.

② 저항 반응기

스트레스 상황에 적응하려 하거나 저항을 하는 단계로 스트레서에 대한 저항이 가장 강한 시기다. 이 시기에는 부신피질 호르몬이 분비되어 우리 몸이 변화에 적응할 준비를 한다.

③ 소진 반응기

스트레스가 계속되면 저항 또는 적응 에너지가 고갈된다. 이 상태까지 오면 스트레서에 대한 저항력이 떨어져 신체적, 정신적인 병이 생긴다.

스트레스를 받았을 때 나타나는 신체의 변화는 다음과 같다.

- 근육 · 뇌 · 심장에 더 많은 혈액을 보낼 수 있도록 맥박과 혈압의 증가가 나타난다.
- 더 많은 산소를 얻기 위해 호흡이 빨라진다.
- 행동을 할 준비 때문에 근육이 긴장한다.
- 상황 판단과 빠른 행동을 위해 정신이 더 명료해지고 감각기관이 더 예민해진다.
- 위험을 대비한 중요한 장기인 뇌 · 심장 · 근육으로 가는 혈류가 증가한다.
- 위험한 시기에 혈액이 가장 적게 요구되는 곳인 피부 · 소화기관 · 신장 · 간으로 가는 혈류는 감소한다.
- 추가적으로 필요한 에너지를 공급하기 위해 혈액 중에 있는 당 · 지방 · 콜레스테롤의 양이 증가한다.
- 외상을 입었을 때 출혈을 방지하기 위해 혈소판이나 혈액응고인자가 증가한다.

유아기의 스트레스도
중요하다

흔히 스트레스는 성인에게만 생긴다고 생각하지만 실제로는 그렇지 않다. 스트레스는 나이를 불문하고 생긴다. 오히려 유아기부터 스트레스를 많이 받고 자란 사람은 성인이 되어 육체적, 정신적 장애를 겪을 확률이 높다는 사실이 밝혀졌다.

한 연구에 따르면 쥐를 물속에 빠뜨려 출구를 찾게 하거나 먹이를 놓고 길을 찾게 하는 실험에서 '스트레스 쥐'는 '정상 쥐'보다 공간학습에 시간이 훨씬 많이 걸렸다고 한다. 또한 한쪽 방에 전기를 흘려 공포를 느끼게 한 뒤 다음날 똑같은 실험을 반복, 이 공포를 얼마나 잘 기억하는지를 알아본 실험도 있었다. 그 결과 '정상 쥐'는 한 번만 전기자극을 받아도 다음날부터 전기가 흐르는 방에 들어가려 하지 않았다. 반면 '스트레스 쥐'는 아주 둔감한 반응을 보였다. 게다가 평소에도 매우 부산한 모습을 보였다.

사람에 있어서도 위의 연구들과 마찬가지 결과가 나왔다. 스트레스를 많이 받는 어린아이의 경우 평소에 주의력 결핍 및 과잉행동장애를 일으키는 경향이 높다고 보고됐다.

최근 의학계에서는 '태아 프로그래밍'이라는 이론이 대두되고 있다. 이는 비만이나 당뇨·암·심장병 등 성인병의 발병이 이미 자궁 속에서 결정된다는 내용이다. 영국 사우샘프턴대 데이비드 바커 교수는 영국 빈민지역인 하트퍼드셔에서 심장병 사망률이 높게 나타나는 현상에 주목해 조사를 진행했다. 그 결과 위와 같은 사실을 발견하고 학계에 보고하면서 의학계에 알려지게 됐다.

미국 코넬대 피터 너대니얼스 교수의 〈태교 혁명〉이라는 책을 보면 이 같은 논리가 얼마나 설득력이 있는지를 알 수 있다. 예컨대 임신한 여성이 스트레스를 많이 받아 스트레스 호르몬인 코르티솔이 과다 분비되면 태아 역시 그 영향 아래 놓이게 된다. 이 태아는 태어난 이후에도 코르티솔 호르몬이 보통보다 높은 수준으로 유지되며 동맥경화나 고혈압·노화 등이 쉽게 유발된다는 것이다.

임신 12~22주 사이에 스트레스를 많이 받았던 엄마에게서 태어난 아이들이 후에 과잉행동장애, 불안장애를 겪는 확률이 높았다는 연구가 벨기에 연구팀에서 나온 적이 있다. 비슷한 유전자를 가진 가족에게서 서로 다른 행동과 질병 패턴이 나타난다면, 자궁에서 지냈던 그 열 달 동안 어머니의 스트레스 정도를 추적해볼 일이다.

스트레스로 인해 나타나는 여러 가지 증상들

신체적 증상

☐ 쉽게 피로를 느낀다.　　　　　　☐ 불면증이 생긴다.

☐ 여기저기 근육통이 생긴다.　　　☐ 감기에 잘 걸리거나 잔병치레가 잦다.

☐ 식은땀이 난다.　　　　　　　　☐ 손발이 차다.

☐ 가슴이나 배가 자주 아프다.　　　☐ 맥박이 빨라지고 자주 숨이 찬다.

☐ 귀에서 윙윙거리는 소리가 난다.

행동적 증상

☐ 안절부절 못한다.　　　　　　　☐ 손톱을 깨물거나 물어뜯는다.

☐ 발을 떤다.　　　　　　　　　　☐ 흡연량이 증가한다.

☐ 울거나 욕설을 자주 내뱉는다.　　☐ 물건을 던지거나 때리는 행동이 증가한다.

감정적 증상

☐ 사소한 일에도 신경이 곤두선다.　☐ 인내심, 자신감이 없어진다.

☐ 우울감이 오래간다.　　　　　　☐ 이유 없이 불안하다.

☐ 안절부절 못하고 초조하다.　　　☐ 짜증이 잘 나고, 별일 아닌데도 눈물이 난다.

☐ 식성에 변화가 생긴다.

정신적 증상

☐ 집중력이 급격히 떨어진다.　　　☐ 인생이 허무하여 일에 대한 의욕이 없다.

☐ 남들이 웃어도 웃음이 나지 않는다.　☐ 대인관계에 변화가 생긴다.

☐ 꿈이 많다.

Natural Stress Treatment

Chapter 2_
스트레스와 신체 변화

암 발생의 가장 큰 원인인 스트레스

우리가 지속적으로 스트레스를 받을 때 우리 몸에서는 과연 어떤 일이 일어날까? 가장 궁금한 점은 스트레스가 병의 발생이나 진행에 어떠한 영향을, 어느 정도로 미치는가 하는 것이다.

현대인의 잠재적인 두려움 가운데 하나가 '암' 이라는 질병이다. 실제로 2006년 9월 통계청이 발표한 '2005년 사망원인통계결과' 에 의하면 1일 평균 673명의 사망자 중에서 암으로 인한 사망자가 179명으로 37.9%를 차지했다. 게다가 암은 22년째 사망원인 1위를 기록하고 있으며, 10년 전과 비교할 때 가장 높은 비율의 증가세를 보인 사망원인이기도 하다. 이러한 사실들로 볼 때 암에 대한 현대인의 두려움은 상당한 근거를 바탕으로 형성된 것임을 알 수 있다.

현대의학에서는 암의 발생 원인 중 첫 번째로 스트레스를 꼽는다. 그래서 스트레스가 많은 현대인들에게는 암에 걸리지 않을까 하는 공포가 또 하나의 스트레스가 되고 있다. 스트레스는 우리 몸의 내분비계를 활성화시켜 갑상선

질환이나 당뇨병, 암 등의 병에 대한 신체 방어작용인 면역계에 커다란 변화를 일으킬 수 있다는 것이 현대의학의 결론이다.

스웨덴 살그렌스카 아카데미의 헬거슨 박사 등이 38~60세 여성 1,462명을 대상으로 연구한 결과에 따르면, 스트레스를 받은 여성들은 스트레스를 받지 않았던 여성에 비해 유방암이 발생할 위험성이 약 2배가량 높았다고 한다. 연구팀은 피실험자들을 대상으로 5년 사이에 1개월 이상 가족이나 직업과 관계된 긴장, 불안, 걱정이나 불면 등 스트레스가 있는지 여부를 물었다. 그리고 5년, 12년, 24년 후 등 3차례에 걸쳐 후속 건강진단을 실시했는데 위와 같은 결과를 얻었다는 것이다. 이로써 스트레스가 유방암 발생에 커다란 영향을 미친다는 것이 입증된 셈이다.

Tip 스트레스를 받았을 때 나타나는 징후

스트레스를 받으면 사람에 따라 한 가지 또는 그 이상의 징후가 나타난다. 일반적으로 아래와 같은 징후를 통해 스트레스를 받고 있다는 사실을 알아낼 수 있다.

• 피로	• 오한, 발열	• 식은땀
• 설사	• 긴장	• 입마름
• 두통	• 빈뇨	• 분노감
• 불안	• 냉담	• 의기소침
• 망각	• 좌절감	• 죄의식
• 산만	• 흥분	• 고독
• 자기비하	• 우울	• 혐오
• 신경과민	• 악몽	• 무감각
• 심장박동 증가	• 자기합리화	

우울감은 면역기능에 악영향을 준다

스트레스란 어떤 좋지 않은 감정을 느꼈을 때 온다. 그렇다면 구체적으로 어떤 감정들이 우리 몸의 면역력을 떨어뜨리는 스트레스가 될까? 이에 대해 수많은 연구가 진행됐는데, 그중 학계에 보고된 몇 가지 사례를 소개하고자 한다.

- 1983년 슐라이퍼는 부인이 유방암으로 죽은 남성 16명을 대상으로 사별 전과 후의 말초 혈액을 검사했다. 그 결과 배아세포 발생 정도가 현저히 감소됐다고 학계에 보고했다.

- 1984년 린은 사별을 경험한 대상자 중 우울 정도가 높이 나타난 대상자들의 경우 림프구의 반응 정도가 크게 감소했음을 발견했다.

- 1989년 어윈은 폐암으로 남편을 잃은 부인들을 조사한 결과 현재 남편이 치료 중이거나 남편이 건강한 여성에 비해 면역기능이 매우 감소되어 있음을 확인했다.

- 1997년 배트럽은 배우자의 죽음이 면역기능에 어떤 영향을 끼치는지를

연구했다. 배우자를 사별한 26명을 대상으로 사별 후 2~6주 동안 면역기능을 조사한 결과 일반인과 비교할 때 평균 T세포의 기능이 현저히 감소해 있었다고 한다.

이렇듯 사별을 경험한 사람들이 면역력의 저하를 보였다는 연구 결과는 우울감이 면역계에 큰 변화를 초래한다는 것을 입증한 것이다. 우울감이란 심리적인 증상이지만 실제로 신체에 영향을 미칠 뿐 아니라 그로 인한 영향력이 실로 지대하다는 사실을 알 수 있다.

스트레스는 NK세포를 죽인다

우리 몸속에서는 외부 공격에 대해 자체적인 방어시스템이 가동되는데 이것이 바로 면역반응이다. 이 면역반응을 담당하는 성분이 림프구이며 무표지세포(Null cell)과 B림프구, T림프구 등 세 종류가 있다.

① 무표지세포

NK세포(자연살해세포)와 항체의존성세포독성세포(Antibody Dependent Cytotoxic Cell), ADCC, K세포로 나뉘며 우리 혈액의 5%를 차지한다. 그중 NK세포는 광범위한 세포독성력을 갖고 있어 자연살해세포라 한다. NK세포는 표적세포의 종류에 관계없이 종양세포나 감염세포, 이물질을 파괴하는 1차적인 방어기능을 담당하는 중요한 면역 감시자다. 이 세포는 주로 여자들에게 더 많기때문에 여자의 기본적인 저항력이 더 강하다고 할 수 있다.

ADCC, K세포는 항체로 둘러싸인 표적세포를 파괴한다. 생체 내에 항원이 침입하면 항체가 이와 결합하게 되는데 그중 특정 항체와 결합된 표적세포는 이들에 의해 파괴된다.

② B림프구

25만 개 정도가 순환하지 않고 림프계에 존재하면서 혈액 속 면역기능을 담당한다. 골수의 간세포에서 만들어지며 장, 골수, 간과 같은 기관에서 성장해 항원과 결합하여 감작B림프구가 된다. 여기서 혈장세포와 기억세포로 분화하게 된다.

혈장세포는 T림프구의 도움을 받아 항원에 대한 항체를 생산하여 항원을 무력하게 하는 반응, 즉 체액 면역을 담당한다. 그리고 기억세포는 림프절에 저장되어 있으면서 조상이 만난 항원을 기억하고 있다가 똑같은 항원이 들어오면 빠르게 혈장세포로 전환한다.

③ T림프구

혈액의 70% 정도를 차지하며 직접면역(세포면역)을 담당한다. 골수의 간세포에서 생산되어 흉선에서 성숙하고, 항원과 결합하여 감작T림프구에서 주효세포로 분화돼 직접 면역반응에 관여한다(B림프구와 성숙하는 기관만 다르다).

NK세포는 체내에서 감염된 세포를 식별하여 그것들을 파괴하거나 배제하는 역할을 하는 림프구다. 보통 사람의 혈액 속에는 1㎖당 5천~9천 개의 백혈구와 500만 개의 적혈구가 들어 있다. 이 백혈구 중에서 20~50%가 림프구로 이루어져 있으며 스트레스 및 면역계와 관련된다.

그 가운데 T세포와 B세포가 있는데, 이런 세포들이 생리활성물질의 영향을 받아 헬퍼 T세포, 킬러 T세포, 서프레서 T세포 등으로 변해 우리 몸에 들어오는 각종 자극에 대응하여 생체를 방어하는 역할을 하는 것이다.

이런 림프구 가운데 암을 강력하게 파괴하는 세포가 바로 NK세포다. NK세포는 우리 혈액 속에서 일정한 수를 유지하며 순환하고 있다가 암세포를 발견하면 세포질에 있는 과립에서 퍼포린이라는 물질을 방출한다. 이 물질이 암세포의 막에 들어가면 구멍이 생기고, 그곳을 통해 세포 속으로 물과 염분이 들어가 암세포는 죽게 된다.

이렇게 우리 몸에서 중요한 역할을 하는 NK세포는 강한 스트레스를 받으면 그 숫자가 감소되어 버린다. 우리 몸에 스트레스가 나쁜 이유는 바로 여기에 있다.

스트레스는 자극 호르몬의 분비를 촉진시킨다

사람들이 땀을 흘리는 것, 입속에 침이 생기는 것, 위장 속에서 소화액이 분비되는 것, 남자가 정액을 분비하거나 여성의 질에서 분비액을 만들어내는 것 등은 모두 우리 몸 밖으로 어떤 분비물질을 내보내는 생리 활동들인데, 이를 외분비라 부른다. 이에 반해 내분비는 우리 체내의 여러 곳에 위치하는 내분비선(샘)이라는 곳에서 혈액 속으로 어떤 물질을 분비해내는 것을 말한다. 호르몬은 바로 이 내분비샘에서 분비돼 혈액을 타고 돌아다니다가 우리 몸이 필요로 하는 어떤 신호를 몸의 특정한 장소로 전달해주는 물질들이다. 우리 몸에는 역할이 서로 다른 수십 종의 호르몬이 있다. 한 예로 성기능을 유지하는 데 관련이 있는 성선 호르몬을 들 수 있다. 이 호르몬은 남성의 정액이나 여성의 질 분비액처럼 몸 밖으로 나오는 것이 아니고 혈액 속에 있으면서 남성을 남성답게, 여성을 여성답게 유지하는 기능을 한다.

우리 몸은 변화하는 환경과 상황에 적절히 적응해야 하므로 이를 위해 신체 각 부분의 기능을 필요에 맞도록 조절하는 것이 항상 필요하다. 호르몬은 바로 이러한 조절을 위한 명령을 신체 각 부분에 전달하는 역할을 한다. 마치 음식으로 말하면 양념과 같고, 기계로 말하면 윤활유와 같이 그 분량은 매우 적지만 없어서는 안 되는 절대적으로 필요한 물질이다.

이러한 호르몬을 생산하는 공장은 우리 몸 각 부분에 분포한다. 뇌 속에는 뇌하수체라는 샘이 있고 목 앞쪽에 갑상선과 부갑상선이 있으며, 위장 바로 뒤에 췌장(이자)이라는 곳이 있다. 그리고 등 쪽으로 신장(콩팥) 바로 위에 부신이라는 샘이 있으며, 남자의 고환이나 여자의 난소 같은 생식기관들도 내분비샘이다.

그중에서도 뇌하수체에서는 성장 호르몬, 유즙분비 호르몬, 부신피질자극 호르몬, 성선자극 호르몬, 갑상선자극 호르몬, 항이뇨 호르몬 등 여러 가지 호르몬들을 분비함으로써 우리 몸의 여러 다른 내분비샘들의 기능을 자극하여 조절하는 관제탑 역할을 수행하고 있다.

갑상선에서는 우리 몸의 신진대사를 조절하는 갑상선 호르몬을, 부갑상선에서는 칼슘과 인의 흡수와 배설을 조절하는 부갑상선 호르몬을, 췌장에서는 혈액 속에 있는 당분을 세포 속으로 넣어주는 인슐린을 분비하고, 부신에서는 우리가 스트레스를 받을 때 필요로 하는 여러 가지 부신 호르몬들을 분비하고, 고환에서는 남성을 남성답게 만들어주는 남성 호르몬을, 난소에서는 여성을 여성답게 만들어주는 여성 호르몬을 분비한다.

내분비샘에 생기는 병의 대부분은 종양 또는 염증이다. 종양이 생기면 호르몬을 과잉 분비하게 되거나 분비하지 못하게 된다. 염증은 일반적인 염증과는 달리 '자가면역성 염증'이라는 특수한 형태로 호르몬들의 분비를 억제시키는 경우도 있고 증가시키는 경우도 있다.

호르몬이 많이 분비되는 경우를 기능항진증이라 부르고 적게 분비되는 경우를 기능저하증이라 한다. 뇌하수체와 같이 여러 가지 호르몬을 분비하는 내분비샘에 이상이 있을 경우에는 여러 가지 증상이 복합적으로 나타나므로 쉽게 알아채기가 어려울 수도 있다.

우리 몸은 중추신경계, 내분비계, 면역계라는 세 가지 구조가 서로 유기적인 관계를 맺고 있다. 중추신경계란 뇌와 척수를 말한다. 신체 구석구석까지 뻗어 있는 말초신경에서 발송되는 정보를 받아, 그것에 대응하는 명령을 보내는 제어기의 역할을 한다. 한편 내분비계란 호르몬을 분비하는 기관이다. 가령 뇌에 있는 뇌하수체에서 분비되는 부신피질 호르몬은 부신피질에 작용해 코르티솔을 생산하게 하고, 갑상선자극 호르몬은 갑상선에 작용해 갑상선 호르몬을 생산하도록 한다. 그런데 호르몬이 과잉 분비되면 호르몬은 내분비계의 작용을 억제하기도 한다. 즉, 신체를 둘러싸고 있는 환경이나 조건이 변해도 체내를 언제나 일정한 상태로 유지하려 하는 것이다.

면역계란 체내로 들어오는 이물질에 대항해 스스로를 지키기 위한 방어능력을 갖는 기관과 세포를 말한다. 면역계는 태어날 때부터 자신의 체내에 있는 것(자기)과 그렇지 않은 것(비자기)을 구별해 비자기를 배제하는 작용을 꾸준히 해낸다.

이와 같이 세 구조가 유기적으로 움직이는 우리 몸에 스트레서가 등장하면 그 자극은 처음에는 뇌에 있는 시상하부에 전달된다. 시상하부란 신경계와 내분비계의 작용을 통합하고 있는 총사령부와 같은 존재다. 여기서 하달된 신호가 신경계와 혈관계를 통해 뇌하수체에 전달되고, 다시 뇌하수체가 각각의 내분비선에 명령을 내려 적합한 호르몬을 분비시킨다.

스트레서가 강해지면 시상하부는 부신피질자극 호르몬을 방출하고, 이에 따라 뇌하수체에서 부신피질자극 호르몬이나 베타 엔도르핀을 분비시킨다. 그리고 부신피질자극 호르몬은 부신피질을 자극해 코르티솔 호르몬을 분비시킨다. 코르티솔이 많이 분비되면 면역계의 작용이 억제되고 베타 엔도르핀은 림프구의 T세포를 증식시키거나 활성화하거나 아니면 NK세포의 기능을 촉진시킨다. 미국 하버드대 생리학 교수인 W. B. 캐넌 박사 또한 "모든 스트레스는 대부분 부신피질자극 호르몬의 분비를 증가시키는 성질을 갖고 있다"라고 단언한 바 있다.

자율신경의 부조화로
면역력이 떨어진다

우리 몸에는 교감신경과 부교감신경이 있는데 이를 합쳐 자율신경이라 한다. 두 신경은 항상 균형을 이루면서 작용하는데, 교감신경이 흥분하면 동공이 커지고 심장의 맥박수가 늘며 혈압이 오르지만, 소화기능은 반대로 억제되어 신체활동에 알맞은 상태가 된다.

혈관은 항상 두 신경의 영향을 크게 받는데, 교감신경은 혈관을 수축시켜 혈압을 상승시키지만 부교감신경은 혈관을 확장해 이완시키면서 혈압을 낮춘다. 혈관이 항상 열려 피가 잘 순환되기 위해서는 부교감신경이 지배하고 있는 상태가 되어야 한다. 바꿔 말하면 교감신경이 작동하지 않도록 하는 것이 필요하다.

이 교감신경을 긴장시키는 원인은 긴장, 불안, 초조, 불쾌감, 분노, 증오심 등이다. 예를 들면, 예상치 못한 나쁜 소식을 들을 때 얼굴이 파랗게 질리는 경우가 있다. 이는 듣는 순간 놀라 바로 자율신경이 긴장하여 혈관을 수축시키고 피의 순환을 막아서 생기는 현상이다.

불안하거나 놀랄 때 가슴이 뛰고 심장이 쿵쿵 뛰는 것도 자율신경의 긴장이 심장에 전해져 생기는 일이다. 자율신경에 필요 이상의 부담을 주지 않고 몸을 건강하게 지키기 위해서는 평소 스트레스를 받지 않는 생활이 필요하다.

이처럼 자율신경의 면에서 봤을 때 어느 한쪽으로 치우침 없이 균형을 이루는 것이 정상적인 건강 상태다. 그런데 스트레스를 받으면 교감신경이 우위가 되고 스트레스가 해소되면 부교감신경이 우위가 된다.

우리 몸의 백혈구에는 과립구와 림프구가 있는데 이들도 자율신경의 영향을 받는다. 과립구는 54~60%, 림프구는 35~41%의 비율을 유지하는 것이 정상 상태다. 그런데 교감신경이 우위가 되면 과립구가 증가하고, 부교감신경이 우위가 되면 림프구가 증가해 비율에 불균형이 생긴다. 이러한 상태가 지속되면 몸의 균형 역시 무너져 면역력이 떨어진다.

교감신경의 우위로 과립구가 과잉으로 늘어나면 활성산소도 증가한다. 과립구는 체내에서 주로 외부에서 침입한 세균과 싸우는 역할을 한다. 그러다 임무를 마치면 장기나 혈관의 점막에서 죽는데, 이때 활성산소를 방출하기 때문에 과립구가 과잉이 되면 활성산소도 증가하는 것이다. 체내에는 활성산소의 독을 없애는 자연적인 기능도 있지만 과립구가 과잉 상태가 되면 미처 처리하지 못한 활성산소가 누적된다. 이 활성산소는 생체 조직과 세포를 손상시키므로 이러한 상태가 지속될 경우 여러 질병이 생기게 된다.

전신의 혈액순환도 자율신경의 지배를 받는다. 특히 문제가 되는 것이 교감신경이 우위인 상태가 지속되는 것이다. 그렇게 되면 혈관이 과도하게 수축되고 혈액순환이 나빠져 심장병과 고혈압을 초래한다. 동시에 신진대사도 저하돼 몸에 필요한 영양분이 고루 전해지지 못하고, 몸에 불필요한 노폐물과 독소가 배설되지 못해 질병이 생긴다. 반대로 부교감신경이 우위가 되어 혈관이 과도하게 확장된 경우에도 혈액순환이 나빠질 수 있다.

이와 같이 교감신경이나 부교감신경 가운데 어느 한쪽이 지나치게 우위인 상태가 되면 자율신경의 균형이 깨져 우리 몸에 심각한 질병을 일으킨다는 것을 알 수 있다. 그러므로 어느 쪽으로도 기울지 않은 균형 잡힌 상태가 이상적이다.

자율신경은 무의식 중에 활동하지만 호흡법에 의해 조절할 수 있다. 숨을 내쉴 때는 부교감신경이 우위가 되고, 들이쉴 때는 교감신경이 우위가 된다. 또 부교감신경이 우위일 때는 느린 호흡이 되고, 교감신경이 우위일 때는 빠르고 얕은 호흡이 된다.

스트레스로 인한 신체 반응

내적 반응

- □ 혈압이 올라간다.
- □ 맥박과 심장박동이 빨라진다.
- □ 위장장애를 일으킨다.
- □ 설사 또는 변비가 생긴다.
- □ 근육이 경직된다.
- □ 콜레스테롤 수치가 증가한다.
- □ 여성은 생리 주기가 변한다.

- □ 소화가 안 된다.
- □ 숨이 자주 차거나 가슴이 답답하다.
- □ 심장이 두근거린다.
- □ 초조해진다.
- □ 눈이나 목의 통증이 있다.
- □ 피로감이 해소되지 않는다.

외적 반응

- □ 술, 담배, 약물 사용이 증가한다.
- □ 호흡이 얇아진다.
- □ 근육경련이 자주 일어난다.
- □ 분노의 분출이나 욕설이 잦다.
- □ 얼굴을 자주 찌푸린다.
- □ 이를 간다.
- □ 손이 차거나 땀이 난다.
- □ 수면 습관이 변한다.
- □ 체중이 급작스럽게 늘거나 줄어든다.
- □ 두드러기나 가려움이 생긴다.
- □ 매일 피로감을 느낀다.
- □ 공연히 눈물이 자주 난다.

- □ 한숨이 자주 나온다.
- □ 현기증을 일으키거나 심하면 졸도한다.
- □ 안절부절 못한다.
- □ 눈을 자주 깜박인다.
- □ 얼굴을 자주 붉힌다.
- □ 이상하게 자꾸 말을 더듬는다.
- □ 평소와 달리 땀을 많이 흘린다.
- □ 식욕의 변화가 온다.

Natural Stress Treatment

Chapter 3
스트레스의 심리학

플라시보 효과와 노시보 효과

'플라시보 효과'란 '피그말리온 효과'라고도 하는데 한마디로 '위약효과'를 말한다. 어떤 약 속에 특정한 성분이 들어 있는 것처럼 위장하여 환자에게 투여한다. 그러면 환자는 그 약에 실제로 자신의 병에 유효한 성분이 들어 있다는 믿음과 기대로 약을 복용하고 실제로도 병이 낫게 되는 경우를 말한다. 사실은 밀가루나 찹쌀가루처럼 아무런 약효가 없는 것인데도 치료 효과를 보이는 경우다. 그러니까 순전히 그 사람의 심리만으로 의학적 치료를 하는 것이다.

이와 반대로 노시보 효과란 환자 본인이 의구심을 가짐으로써 의학적 근거에 따른 정확한 처방이나 약을 사용했는데도 전혀 효과를 보지 못하는 것을 말한다.

"어려운 고비를 쉽게 넘기고 영광스러운 성공의 저편 언덕에 무난히 도달할 수 있는 좋은 방법은 없을까? 만일 그런 방법이 있어서 그것을 손쉽게 터득하고 실제로 응용할 수 있다면 얼마나 좋을까?"

아마도 많은 사람들이 이런 생각을 해봤을 것이다. 왜냐하면 인생을 무난하게 살아나가기란 그리 만만치 않은 일이며, 게다가 다른 사람보다 훌륭한 삶을 살기란 더욱 힘든 일이기 때문이다. 반면 가만히 자신의 생김대로, 심지어는 태어난 운명이겠거니 하고 아무런 대책 없이 무방비로 살아가는 사람도 흔히 볼 수 있다.

그러나 잘 생각해보라. 흔히 한 번뿐인 인생이라고들 한다. 정말 단 한 번뿐이며 두 번 다시 돌아오지 않을 소중한 인생을 아무런 재미도 흥미도 없이 매일같이 반복되는 지루한 일상 속에서 늙어간다고 생각해보라. 아마도 너무 지루하고 재미가 없어서 죽고 싶다고 생각할지도 모른다.

모든 사람들에게는 근본적으로 잘 살고 싶은 욕망, 즉 성공하고 돈도 많이 벌고 즐겁고 행복하게 살고 싶어하는 본능이 있다. 이 본능을 현실로 이뤄내 실제로 누구나가 원하는 안락하고 만족감 있는 인생을 사는 사람들이 이 세상에는 또 얼마나 많은지를 생각해보라.

당신은 그 차이점이 무엇이라고 생각하는가? 성공적인 삶을 이루는 사람들과 어두운 그림자 속에서 삶의 이정표를 찾지 못하고 방황하는 사람들, 이 둘 사이에는 분명히 차이점이 존재한다.

지금부터 당신이 반드시 기억해야 할 점은 현실적인 조건이나 핸디캡, 조상이나 환경을 탓할 것이 아니라, 스스로 조정할 수 있는 힘을 끌어내기만 한다면 당신도 모든 사람들이 부러워하는 그런 안락하고 신나는 인생을 살게 되리라는 것이다.

불가사의한 마음의 힘

영국의 저명한 의학자 알렉산더 캐논 박사가 쓴 마음의 개념에 대한 책 〈내부의 힘〉은 전 세계적으로 논쟁의 초점이 됐다. 캐논 박사는 자신의 저술을 통해 이렇게 말했다.

"게는 다리가 잘려나가면 다시 길러내는데 사람이라고 해서 잃어버린 다리를 다시 기를 수 없으리란 법은 없다. 다만 그런 것은 불가능한 일이라고 생각할 뿐이다. 만일 그런 생각을 깨끗이 제거해버린다면 다리가 두 번 생겨나올지도 모른다."

만일 잠재의식의 깊은 밑바닥에 자리 잡고 있는 고정관념을 과감히 없애버린다면 게가 다리를 재생시키듯이 사람도 그럴 수 있으리라는 가정이다. 이 말은 처음에는 너무나 터무니없이 들릴지도 모른다. 그러나 이런 일이 전혀 불가능하리라고 누가 감히 장담할 수 있겠는가?

과학은 인류가 상상하는 이상의 속도로 발전해나가고 있다. 10년 전에는 상상조차 못했던 의학기술이나 불과 5년 전조차 존재하지 않았던 과학기술의 발표 등을 미루어 본다면, 앞으로 어떤 일이 일어날지 아무도 예측할 수 없는 것이 아닌가.

캐나다의 명의인 F. 칼즈 박사는 암시를 활용하면 전염성 바이러스에 의해 생기는 사마귀도 낫는다고 발표했다.

"세계 각국에서 사마귀를 떼는 여러 가지 마술이 행해지고 있다. 예컨대 거미줄을 잡아매는 방법, 초승달이 돋을 때 두꺼비 알을 네거리 흙 속에 파묻는 일 등 갖가지 방법을 행하고 있다. 이 모든 마술적인 방법은 만일 환자가 그 효과를 모두 믿기만 하면 반드시 효과를 보는 것이다."

그밖에 다른 피부병을 신비의 힘으로 치료한 자신의 경험담을 이렇게 소개했다.

"나는 다른 의사들이 시험하지 않은 유지약제를 발라주고 환자가 희망을 가질 수 있는 말을 들려주어 난치성 피부병을 고친 일이 많다. 방사선요법을 쓰다가 전기 스위치가 고장 났을 때 할 수 없이 암시의 힘을 이용했더니 거뜬히 나았다."

이와 같은 칼즈 박사의 실험에 의하면 신념의 위력은 실제로 사마귀를 떼어냈을 뿐 아니라 다른 난치병에서도 그 어느 치료보다 신비한 마력을 발휘해냈다. 즉, 환자의 마음가짐에 달렸다는 얘기다. 그래서 최신 의학에서는 이와 관련한 플라시보 효과를 환자들에게 광범위하게 활용하고 있다.

또 이런 실험도 있었다. 사형수 여러 명을 대상으로 눈을 가린 다음 "당신의 팔목에서 피를 뽑겠다"고 말했다. 그런 후 날카롭지 않은 칼로 다치지 않을 정도로 팔목을 살짝 긋고 그 위에 따뜻한 물이 흘러내리게 했다. 동시에 밑에다가는 물방울이 뚝뚝 떨어지는 소리가 들리도록 장치를 했다. 감촉이나 귀로 듣기에는 영락없이 자신의 팔이 칼로 그어지고 동맥의 피가 줄줄 흘러내리는 듯이 말이다. 그랬더니 놀랍게도 실험대상이 됐던 사형수들은 하나같이 죽고 말았다.

그 사형수들은 어차피 죽을 입장이었다. 그러다 보니 실험에 응하면서 마음속에서는 이미 "아, 나는 지금 죽는가 보구나"하는 생각을 했으리라. 때문에 몸도 차가워지고 인체의 저항력이 떨어지면서 자연사를 하게 된 것으로 보인다. 이것은 플라시보, 노시보 효과 중에서도 가장 놀라운 실험으로 사람의 마음이 인체에 얼마나 극단적으로 영향을 미치는가를 적나라하게 입증한 예라 할 수 있다. 더욱 널리 알려진 것으로 고장 난 냉동실에 갇힌 사람이 얼어 죽었다는 얘기도 있다.

이처럼 마음과 생각의 힘은 실로 불가사의라 할 정도다. 내가 어떻게 생각하고 어떻게 받아들이느냐에 따라 초음파와도 같이 섬세하고 미세한 우리의 뇌는 이를 접수하고 그에 따른 작용을 명령하는 것이다.

1초 동안, 눈 깜짝할 사이 또는 아주 잠깐뿐인데 뭘… 하고 생각하지만, 그 짧은 시간 동안의 생각조차 결코 가볍게 넘길 일이 아니다. 게다가 인생의 80년 또는 그 이상 매일같이 우리가 생각하는 힘은 고스란히 뇌 속에 반영되고 행동과 마음으로 차곡차곡 형성되어간다는 사실을 기억해야 한다.

스트레스는 마음에서 온다

스트레스는 우리 마음의 문제다. 그러나 이 보이지 않는 마음에서 비롯되는 스트레스가 우리 몸을 지배하고 영혼까지 움직이는 엄청난 괴력을 발휘한다. 이 괴물과도 같은 스트레스를 잡으려면 우리 마음속의 잠재의식을 활용하는 것이 최우선이다.

그렇다면 잠재의식이란 무엇일까? 잠재의식에는 전파력이 있다. 우리나라의 한 방송국에서 수년 전 암시에 관한 놀라운 실험을 한 적이 있다. 한 남자의 정자를 채취해 부산의 어느 지역에 놓아두고 그 남자는 서울에서 자신의 정자에 관한 생각에 몰두하도록 했더니, 부산에 있던 정자에 어떤 생물학적인 변화가 있어났다. 즉, 마음의 움직임에 따라 정자도 운동성을 나타낸 것이다. 이것으로 암시의 힘은 공간을 뛰어넘어 영향을 미친다는 사실이 부분적으로나마 입증됐다.

또 미국의 한 잡지에는 과학자들이 누에나방에 관한 실험을 한 기사가 실린 적이 있다. 어떤 종류의 누에나방 암컷을 방에 가둬놓은 다음 같은 종류의 수

컷을 6km쯤 떨어진 곳에 놓아주었다. 그런데 몇 시간이 지나자 그 수컷은 암컷이 갇혀 있는 방 유리창에 와서 날개를 파닥거렸다.

이 실험의 결과 생물의 생각은 멀리까지 전달된다고 여겨졌다. 누에나방 암컷은 자기가 있는 곳의 모든 장벽을 넘어 한 마리의 수나방과 교신했다고 생각할 수밖에 없는 결과였다. 곤충학자 E. C. 힐은 나비에 관한 연구에서 앞으로 과학적 연구가 진전되면 새나 곤충들이 각각 특유한 무선전신이나 특수한 교신방법을 가지고 있다는 결론을 도출해낼 수 있을 것이라고 확신했다.

이처럼 자연계에는 이루 다 열거할 수 없을 정도로 불가사의한 힘의 존재를 보여주는 사례들이 많이 있다.

제6의 감각

인간도 동물이다. '동물적인 감각이 있다' 는 말도 흔히 한다. 예감, 암시, 정신감응, 투시력 등은 모두 보이지 않는 힘의 일종이다.

마음속에 신념을 갖게 되면 이것은 뇌에 영향을 미치고 이로써 우리 인체에 생물학적인 변화가 일어난다. 바로 추진력이라든가 긍정의 마음, 기쁨, 즐거움, 행복감 등 수없이 많은 심리적인 변화가 생기는 것이다.

미국의 심리학자 J. 레빈 박사는 전쟁이 끝난 후 전장에서 시각장애인이 된 병사들을 상대로 한 가지 실험을 했다. 그 결과 놀랍게도 그들은 자신의 앞에 가로놓인 장애물을 알아맞혔다.

박사는 이를 '제6의 감각' 이라 명명했다. 그리고 이 설명할 수 없는 특수한 현상에 대해 우리 몸이 현재로선 알 수 없는 몇 가지의 광선을 방사하고 있고, 그것이 앞에 있는 물체에 부딪쳐 영상을 만들면 그것이 그대로 시각장애인의 피부에 전달되어 볼 수 있게 된다는 가설을 세웠다. 이는 텔레파시나 투시, 암시의 일종으로 여겨진다.

이와 같은 감각은 우리가 생각하는 것 이상으로 일상생활에서 흔히 사용되고 있다. 예컨대 우리는 누군가를 처음 만날 때 상대방과 말을 나누기도 전에 이미 그 사람에게서 호감을 느끼거나 혐오감을 느낀다. 그런 인상을 받는 것이 사고의 교신이 아닐까. 정신치료에서부터 생면부지의 타인에게 자기도 모르는 사이에 영향을 미치게 되는 것에 이르기까지 그렇게 생각하는 이외에는 달리 설명할 도리가 없다.

〈심리현상의 법칙〉을 쓴 토마스 허드슨의 보고에 의하면 암시의 실재를 증명한 실험이 많은데 그중에서도 재미있는 것이 다음의 예다.

많은 사람 중에서 한 사람을 뽑아 그의 눈을 가린다. 그리고 누구든 다른 한 사람이 트럼프 한 장을 뽑아들고, 나머지 사람들은 그 트럼프에 집중한다. 눈을 가린 사람은 마음에 떠오른 것을 말하는데 알아맞히는 경우가 대부분이라 한다. 이런 실험으로 암시가 확실히 작용한다는 것이 실증되는 것이다.

캄캄한 방에 들어갔을 때 아무 소리도 들리지 않지만 그곳에 누군가 있는 듯한 기분을 느낀 일이 있을 것이다. 그것은 누군가가 파동을 내고 있으며 당신이 그것을 감지하기 때문이다. 여기서 한발 더 나아가 만일 캄캄한 방에 있던 사람이 다른 사람이 들어왔을 때 자기 자신에 대해 전혀 생각하지 않고 자기가 발견되지나 않을까 하는 염려를 조금도 하고 있지 않다고 하자. 그러면 방에 들어온 사람은 그 어두운 방 속에 사람이 있다고 느끼지 않는다.

일상생활 속에서도 어느 날 이상하게 어떤 사람이 자꾸 떠오르는 때가 있다. 그래서 그 사람을 계속 생각하다 보면 그에게서 진짜 소식이 온다든가 머지 않아 만나게 되거나 한다.

이런 경험을 가지고 있는 사람은 주변에 상당히 많다. 이런 일을 경험했으면서도 대부분의 사람들은 그냥 쉽게 지나쳐버리고 그런 일이 왜 일어나는가를 전혀 신경 쓰지 않은 채 살고 있다.

그렇지만 이 모든 일이 단순히 우연의 일치일까? 이 시점에서 이와 같은 일에 대해 심사숙고할 시간을 가져보길 바란다. 마음의 힘에 대해 한 치라도 의심을 품고 있다면 그 힘은 제대로의 위력을 발휘할 수 없으므로, 이 책의 구석구석에서 소개하고 있는 여러 사례들을 잘 생각해보고 일단 의심을 풀어야 한다. 이제 의심을 풀었다면 믿음으로 나아가라. 마음의 힘을 움직여 놀라운 기적을 일으켜주는 신념을 활용할 차례다.

마음의 움직임을 알아야 한다

스트레스를 이기려면 우리의 마음을 잘 들여다봐야 한다. 심리학자 칼 융은 인간 내면에 대해 다음과 같은 매우 적절한 표현을 한 바 있다.

"가장 깊은 내면적 경험에, 인성(人性)의 핵심에 도달할 때마다 대부분의 사람들은 두려움으로 압도되고 있다. 또 많은 사람들은 회피한다. … 내면적인 경험의 위험, 정신의 모험은 모든 대부분의 인간적 존재들과는 멀리 떨어져 있는 것이다."

그러나 우리는 절대 내면에 대한 질문으로부터 도망칠 수 없다. 예컨대 당신이 어느 곳으로 가든지 실존적인 질문들, 즉 '왜 이런 일이 내게 일어났는가?', '삶은 살 만한 가치가 있는 것인가?', '지금 나는 삶과 행복에 대해 무엇을 믿고 있는가?' 하는 질문들이 뒤따르기 때문에 회피해갈 수가 없는 것이다.

이러한 까다로운 질문들에 대해서는 사실상 해답을 찾기가 쉽지 않다. 그리고 문제를 더욱 어렵게 만드는 것은 사람들이 다른 이들의 설명에서는 거의 아무런 위안도 얻지 못한다는 점이다. 시인이나 성직자나 상담자로부터 받는 조언은 어느 정도의 위안을 가져다주기는 하지만, 여전히 그들의 설명은 우리의 경험에서 한 발자국 떨어져 있는 경우가 많다.

인생을 쉬지 않고 살아가는 한 당신은 여전히 질문을 회피할 수 없다. 우리 주변에서 좌절을 이겨낸 사람들과 그렇지 못한 사람들을 구분 짓듯이 보이는 것은 사실 삶과 죽음, 그리고 목적과 혼돈에 관하여 신랄한 질문을 던질 의도가 있는가 없는가의 차이다. 그 해답은 결코 완전히 주어지는 것이 아니다. 단지 그 질문의 벗이 되어감으로써 한 걸음씩 내면적인 위안과 안정이 이뤄지는 것이다.

이에 대해 라이너 마리아 릴케는 다음처럼 쉽게 설명했다.

"당신 가슴속에서 해결되지 않는 모든 문제들에 대해 참을성을 가지십시오. 의문 그 자체를 사랑하도록 노력해보기를 간청합니다. … 당신이 그것들을 실행할 능력이 없을 때에는 당신에게 주어질 수 없는 해답들을 지금 당장 찾지는 마십시오. 모든 문제를 그대로 두는 겁니다. 지금은 그 문제들을 그대로 내버려두십시오. 그러면 점차적으로 의식하지 못한 채 먼 훗날 언젠가는 그 해답 속으로 들어가게 될 것입니다. 커다란 믿음으로 다가오는 무엇이든지 받아들이십시오. 그리고 만일 그것이 단지 당신 자신의 의지에서 나왔다면, 당신의 깊은 내면 존재의 어떤 필요에서 나왔다면, 그것을 당신 스스로 떠맡고 아무것에도 유의하지 마십시오."

이 말은 매우 유익하게 들린다. 사실 문제와 더불어 살려는 의지는 내면적인 효과에 완전히 필요조건이기 때문이다.

한 젊은이가 어머니가 돌아가신 뒤 목사를 방문했다. 그 집의 벽에는 그리스도의 십자가상이 걸려 있었다. 그의 눈은 십자가에 고정됐다. 젊은이의 적의를 알아차린 목사는 부드럽게 말을 건넸다.

"당신이 할 필요가 있다고 생각하는 일은 무슨 일이든지 하세요."

그러자 젊은이는 십자가로 다가가 그것을 벽에서 떼어내더니 머리 위로 치켜들었다가 바닥에 내리치고 또 내리쳐 완전히 산산조각을 내는 것이었다.

이렇게 파괴적인 행동을 보인 후 그는 목사 옆에 쓰러졌다. 그리고는 깊고 강한, 자제할 수 없는 흐느낌과 비탄을 쏟아내기 시작했다. 하지만 목사는 다만 그 젊은이를 꼭 감싸 안아줄 뿐이었다. 젊은이의 비탄은 끝이 없었고 감정의 파도들이 줄지어 그를 덮쳤다. 결국 그는 지쳐버렸고 마침내 평화가 찾아왔다.

새롭게 출발하기 위해서는 과거의 아픔이나 슬픔 따위를 지워버려야 하는데, 그것들을 지우기 위해서는 아름답고 행복했던 순간들의 기억마저 빼앗겨야 하는 경우가 많다. 다시 말하면 한 가지를 새로 얻기 위해서는 한 가지를 잃어야 한다는 것이다. 이것이 바로 공평한 인생의 진리이기 때문이다.

이제까지의 자신의 생활을 반성하고 자신이 세운 목표로 나아가려는 의지와 힘은 바로 과거의 생활을 청산하려는 강인한 욕구, 두 번 다시 어리석음을 반복하지 않겠다는 각오가 뒤따라야 한다. 이런 마음가짐이야말로 신념의 힘을 구축하는 가장 기본적인 준비사항이라 할 수 있다.

더럽고 오물투성이인 땅 위에 새로운 건축물을 지어 올릴 수는 없다. 설사 가능한 일이라 해도 그것은 안전하지 못하고 얼마 지나지 않아 무너져내릴 사상누각(沙上樓閣)과 같은 불안한 건축물인 것이다. 그러므로 기초를 탄탄히 다져야 오래도록 안전한 건물에서 행복하게 살 수가 있다.

하나의 비유지만 자신의 희망이나 목표가 이루어지기를 바란다면 마음의 자세부터 탄탄히 다져야 한다는 말이다.

마음이 인생을 이끈다

긍정의 힘은 절대적으로 신념에서 나온다. 바꿔 말해서 신념이 없다면 절대로 긍정의 사고방식은 나올 수가 없다.

주위를 둘러보면 어떤 일을 하기 위해 많은 준비와 각고의 노력을 아끼지 않으면서도 언제나 부정적이고 소극적인 생각을 하는 사람이 적지 않다.

"글쎄, 과연 될까?"

"아마 안 될 거야."

"안 되면 어쩌지?"

"아무리 해봐야 소용없어."

기껏 많은 시간을 투자하고 온갖 노력을 다 바쳐 일을 하면서도 그 결과에 대해서는 뭔가 모르게 부정적인 방향으로 단정 짓는다.

당신이 부정적인 말을 할 때 당신은 잠재의식에 그와 같은 부정적인 요소를 심는 결과가 된다. 이때 잠재의식은 즉각 반응한다. 당신은 실제로 당신 자신의 이익을 거부하고 결핍이나 한계, 좌절 등을 자신의 생활 속으로 불러들이게 되는 것이다.

이것이 바로 놀라운 잠재의식의 힘이다. 무슨 일이나 '글쎄'를 연발하는 소심한 사람이 상사에게 환영받을 리 없고 결과적으로 직장에서 성공할 리도 없다. 부정적으로 말하는 습관은 주위에 있는 사람들에게까지도 실패와 위기의식을 불어넣는 위험한 것이기 때문이다.

그런가 하면 늘 긍정적으로 생각하는 사람도 있다.

"응, 잘 될 거야. 걱정 없어!"

"나는 잘하고 있어. 정말 대단해."

이 두 부류의 태도에는 엄청난 차이가 있다. 적어도 직장인이라면 다음과 같은 긍정적인 화술을 구사할 줄 알아야 한다.

"나폴레옹도 불가능이란 없다고 했는데, 저 북극 에스키모한테도 냉장고를 팔 수 있다는 자신감이 있어야지!"

긍정적인 마음은 한 사람이 인생을 성공적이고 행복하며 자신감 넘치게 살아나갈 수 있도록 끊임없는 활력을 안겨주고, 용광로처럼 끓어오르는 열정과 활화산 같은 추진력을 불어넣는 힘이다. 반면 부정적인 마음은 극단적인 예로 속신 · 미신 · 편견 · 고정관념 등을 갖기 쉬우며, 이런 마음은 때로는 객관적 현실을 과장하거나 왜곡 또는 일탈하는 경우까지 생기게 한다.

부정적인 마음을 품고 있는 사람은 자기만의 정신세계를 구축하고 자기 혼자만의 생각에 사로잡혀 있어서 인생과 세계 그리고 타인을 바라보는 시각이 결코 일반적이지 못하고 타협적이지 않다.

부정적인 마음의 소유자가 인생을 살아나가는 데 있어서 자신도 원치 않는 무서운 결과를 초래하고 마침내 파멸의 길을 걷게 되는 것을 목격하게 된다.

마찬가지로 긍정적인 마음의 힘은 많은 불가능한 것을 가능한 것으로 만드는 데 소위 기적이라 불리는 일들이 모두 여기에 속하는 것이다.

한번 생각해보자. 사물이나 사람에 대해, 환경과 상황에 대해, 내가 어떤 마음으로 바라보느냐에 따라 그 결과는 하늘과 땅의 차이를 만든다고 할 때 당신이라면 어떻게 하겠는가?

물론 당신은 당연히 긍정적인 마음을 원할 것이다. 세상을 밝고 투명하게 바라보는 마음, 인생을 아름답고 즐거운 것이라고 생각하는 마음, 세계를 향해 가슴을 활짝 열고 나아가고픈 마음…. 이런 것들이 바로 긍정적인 마음에서 비롯되는 것이기 때문이다.

불행과 고통, 슬픔 속에서 인생을 살아가고 싶어하는 사람은 아무도 없다. 그러나 알게 모르게 자신의 인생이 암울하고 그늘진 곳을 향해 끌려가는 것 같을 때, 일단 하던 일을 모두 멈춰라.

이럴 때는 계속해서 앞으로 나아가는 것이 중요한 것이 아니라, 현재의 방향을 수정하는 것을 첫째 목표로 두는 것이 중요하다. 눈앞에 펼쳐진 상황이나 어떤 사람, 어떤 결과에 따라 당신이 현재의 위치에 있는 것이라기보다는 이제까지 당신의 마음속에 어떤 생각이 자리 잡고 있었는가에 따라 오늘 이 자리의 당신 모습이 있는 것이라고 할 수 있다.

긍정적인 마음의 마력

세계적인 골퍼 아놀드 파머는 볼을 치기 전에 볼이 어떤 코스로 날아갈 것인
가를 늘 머릿속에서 그려보았다고 한다. 그렇게 하면 볼을 칠 때 신체가 저절
로 그 코스를 날도록 움직여 실수가 거의 발생하지 않는다고 이야기했다.

이것이 바로 긍정적인 마음의 힘이다. 이런 긍정적인 마음은 신념으로 이어
진다. '이것을 실현해야겠다' 고 집중적으로 생각하며 그것을 잠재의식 속에
새겨둠으로써 지금까지 해내지 못했던 일을 이루는 것이다. 마음속에 늘 '할
수 있다' 는 신념을 품고 있다면 자신감과 의욕이 솟구칠 것이다.

복싱 슈퍼스타 무하마드 알리는 시합 전에 언제나 "나는 이긴다. 나는 세계에
서 제일 강한 복서다"라고 단언하곤 했다. 당연히 그가 세계 최강의 복서로서
그 지위를 지속할 수 있었던 것은 신념의 힘이 강했기 때문이다.

마인드 콘트롤이라는 말이 있다. 자기 자신의 마음과 의식을 조절하여 원하
는 것을 달성해내는 것이다. 일종의 자기암시다. 세계 각계각층의 성공한 사
람들을 보면 하나같이 신념이라는 공통점을 갖고 있다. 자신이 하는 일에서

확고한 신념이 없다면 과연 성공할 수 있을까? 자신을 믿지 못하고 포기하는 것과 자신의 능력을 믿고 노력하는 것은 커다란 차이를 낳는다.

수많은 사람들이 경쟁 속에서 온갖 아이디어를 가지고 나름대로의 정열을 기울여 줄기차게 성공을 위해 달려간다. 그러나 당연히 모든 사람이 성공하는 것은 아니다. 똑같은 환경에서 똑같은 성별과 나이라 해도 그들이 모두 똑같은 정도의 부(富)를 이루는 건 아니다. 그중에서 아주 소수만이 성공의 상아탑에 올라앉고 자신이 원한 이상의 돈을 벌어들인다. 왜 그럴까? 당연히 마음의 차이다. 곧 신념이 다르기 때문인 것이다.

정상에 이른 사람들의 과정을 보면 성공이 얼마나 어려운 일이며 도중에 자신을 컨트롤하는 것이 얼마나 중요하고 큰 결과를 가져오는지 느낄 수 있을 것이다. 하지만 마음먹기가 그렇게 쉬운 일만은 아니다. 자신의 신념을 구축하고, 사람과 상황에 대처하여 그 신념대로 꿋꿋이 실천해나갈 수 있는 사람은 드물다. 그렇기 때문에 우리는 신념이란 마음자세를 배우고, 신념을 우리 마음속에 받아들여 성공한 소수의 사람들처럼 우리 자신을 일으키려 하는 것이다.

자, 이제 당신의 선택과 준비만이 남아 있다. 눈을 한 번 감았다 뜨면서 생각하라. '그래, 이제부터 내 마음을 바꾸자' 라고.

정신적으로
건강한 사람의 특성

매리 야호더 박사에 의하면 정신적으로 건강한 사람은 다음 여섯 가지 특성을 지니고 있다고 한다.

- 자기를 알고, 자기를 받아들이며, 자신은 이런 사람이라는 명백한 의식을 가지고 있다.
- 자기의 성장에 대해서나 병의 치료에 대해서도 적극적이다.
- 균형 잡힌 인격을 갖고 있다.
- 자율성이 있으며, 스스로 결정하는 능력을 가지고 있다.
- 현실을 올바로 직시한다.
- 환경을 지배할 수 있다. 즉, 어떤 문제에 부닥쳤을 때 그것을 해결하려는 의지와 능력이 있다.

미국 록펠러 대학의 라네이 듀보스 박사는 이렇게 말했다.

"스트레스를 받지 않고, 그것에 반응도 하지 않는다는 것은 있을 수 없다. 어떤 생물도, 특히 인간은 제자리에 정체하게 되면 성장할 수 없다. 명백한 조건에 안성맞춤으로 적합한 생물은 끝까지 살아남을 수 없다는 것은 생물학상의 역사들이 증명하고 있다. 변화에 적응해갈 수 없다면 다른 생물이 그 변화에 대신하여 적응하는 것이 당연하다."

이 말은 곧 우리 삶이 건강을 유지하고 성장하기 위해서는 어느 정도의 긴장이 필요하다는 말이다. 살아남고 싶다는 본능으로 순응해가는 과정에서 우리 몸과 마음이 좀더 강해진다는 얘기다. 정신적으로 건강한 사람은 일시적으로 스트레스를 받아도 곧잘 이겨낼 수가 있으며, 결코 스트레스를 오랫동안 축적하여 만성이 되는 일이 없다.

행동으로 나타나는 스트레스

상대방의 스트레스 판단

□ 술, 담배, 약 등에 심하게 의존한다.

□ 감정이 잘 폭발하고 곧잘 흥분한다.

□ 충동적인 행동을 서슴지 않는다.

□ 먹고 마시는 것을 조절하지 못한다.

□ 부정적이고 비뚤어진 견해를 주장한다.

□ 자신의 나이에 맞게 행동하지 못한다.

□ 불안감을 감추지 못한다.

□ 부주의하고, 질서 없는 말을 한다.

□ 손을 떤다.

조직 내 스트레스 판단

□ 언쟁이 잦다.

□ 불만이 많다.

□ 그룹 정신이 부족하다.

□ 법과 규범을 무시한다.

□ 반항한다.

□ 생산성이 저하된다.

□ 사소한 비평에 민감해진다.

Natural Stress Treatment

Chapter4_
비즈니스 스트레스

학력, 경력, 외모로
판단하는 오류

"실례지만, 어느 대학을 나왔나요?"

첫 대면에서 곧잘 이런 질문을 하거나 또는 듣게 된다. 상대방이 일류대학을 나왔다고 콧대를 세워서 대답할 수 있는 정도라면 다행이지만, 그렇지 않은 사람도 많을 것이므로 이런 질문은 하지 않는 게 예의다. 결론적으로 말해서 이런 질문은 절대 금물이다.

특히 비즈니스를 위해 사람을 처음 만났을 때 자신과의 유대관계를 찾기 위해 이런 질문을 던지기도 하는데, 그런 때는 오히려 이 점을 거꾸로 활용해서 뜻밖의 좋은 결과를 얻을 수도 있다. 우리나라 사람들은 유난히 학연, 지연을 중요시한다. 그만큼 고향과 모교에 대한 애정이 유난하다는 얘기다. 자기가 태어난 곳, 어린 시절 꿈을 키운 곳에 대한 사랑을 간직하고 있다는 것은 두 말할 나위 없이 좋은 일이다.

그래서 경험이 많은 비즈니스맨들은 사람을 만나기에 앞서 그 사람의 출신지와 출신학교 정도는 미리 조사해둔다. 상대의 출신지와 출신학교를 칭찬함으로써 상대에게 좋은 인상을 심어줄 수 있기 때문이다. 같은 고향이라면 더욱 좋고, 잘 아는 학교 또는 비슷한 시기 학교를 다녔다면 당시 학교를 회상하거나 즐거웠던 학창생활을 함께 회상할 수도 있다. 만일 자신과 같은 지역 출신이거나 동창, 선후배 관계라도 된다면 단번에 친밀한 관계가 형성되기도 한다. 첫 대면에서 설령 그렇게까지 될 확률은 바라지 않더라도 상대에 대해 깊은 관심을 가지고 있다는 것을 알리는 셈이 되므로 긍정적인 효과를 볼 수도 있다. 그러나 첫 대면에서 무턱대고 상대의 학력이나 출신학교를 묻는다면 상대가 얼굴을 붉히는 낭패를 볼 수도 있으니 주의해야 한다.

한편 사회심리학자들은 일반적인 사람의 성향에 대해 이렇게 분석했다.

"사람들은 겉모습이 멋진 사람은 재능, 친절, 성실, 지성 등 바람직한 특성을 가졌을 것이라고 자동적으로 생각하는 경향이 있다."

흔히 사람은 눈으로 보는 정보에 강한 영향을 받는다. 외견상으로 반응하여 쾌 · 불쾌의 감정을 느끼기 때문에 대화를 나누기도 전 단순히 상대의 외형만 보고 '느낌이 좋다' 라든가 '왠지 불쾌해' 라고 순간적으로 결정해버리는 경향이 있다.

게다가 대부분의 사람들은 어느 정도의 선입견을 갖고 있다. 그래서 상대를 볼 때에 꼭 잘생겼다, 못생겼다를 떠나서 외형적으로 보이는 키와 체중 정도, 이목구비를 딱 훑어보고는 내심 나름대로의 선입견에 사로잡힌다. 외모와 그 사람의 성격을 연관 지어 생각하는 것이다. 이럴 때는 관상쟁이가 따로 없다.

'이마가 저렇게 좁으니 이해심이 없을 거야.'

'눈이 째져서 성질이 독할 거야.'

'입이 크니 말이 많을 거야.'

이렇게 상대의 진면모와는 전혀 상관없는 정보를 입력시킨 후 상대의 말을 듣기 때문에 문제가 발생한다.

아주 극단적인 예가 있다. TV에서 기상 캐스터가 맘에 들지 않으면 '저 사람의 예보는 틀릴 거야'라는 식으로 깎아내리면서 듣는다. 하지만 라디오에서 목소리만 흘러나올 때는 그 내용에 집중하게 된다.

일본의 한 심리학자가 재미있는 실험을 했다. 옷을 아무렇게나 입은 사람과 정장을 차려입은 사람이 지나가는 사람에게 어떤 부탁을 하는 실험이었다. 결과가 매우 흥미로웠는데 정장을 입은 사람의 부탁을 들어주는 비율이 훨씬 높았다.

그러나 실상 외모 혹은 옷차림, 태도, 표정 등이 인간의 가치를 그대로 드러내는 것이라고 하는 과학적인 근거는 아무것도 없다. 그러므로 이야기를 들을 때도 말하는 사람의 겉모습에만 사로잡히지 말고 그의 내면에 들어 있는 마음, 인격, 이야기의 내용 등을 진실하게 듣는 태도가 중요하다.

인간관계의 원리

사람을 만났을 때 당신이 어떤 태도로 임하느냐에 따라 상대의 기분이 엄청나게 달라진다는 것은 경험으로 잘 알 수 있을 것이다. 당신이 상대에게 마지못해 응하면 상대도 그런 낌새를 알아차리고, 당신이 성심성의껏 대하면 상대도 그런 진심만은 헤아리게 되는 것이 인지상정이다.

쉬운 예로 지하철에서 발을 밟혔을 때 상대가 "미안합니다. 아프시지요? 정말 죄송합니다"라고 나오면, 설령 아파도 "아니요, 괜찮아요"라고 말하게 된다. 아픈 발을 어루만지면서도 상대를 공격하고 싶은 마음이 가라앉는다.

인간관계는 바로 이런 것이다. 사람과 사람 사이에 오고 가는 어떤 이야기라도 감정이 빠질 수는 없다. 단순한 사항의 전달, 업무상의 연락조차도 주고받는 행위를 수반할 때는 반드시 미묘한 심리적 변화가 따르기 마련이다.

프로이트는 이렇게 말했다.

"말은 인간의 감정에 불을 당긴다."

대부분 사람들은 웬만해선 상대에 대한 경계심을 풀지 않기 마련인데 이것을 바로 무의식적인 저항이라 한다. 본능적으로 자신에게 이득이 되는지, 해코지가 되는지를 판단하려 하기 때문에 '나는 당신에게 아무런 해도 끼치지 않는다. 당신에게 도움을 주는 사람이다' 라는 인상을 심어주는 것이 중요하다.

당신이 어떤 회사의 중간관리자라고 가정해보자. 간혹 부하직원 중에는 "알겠습니다"라고 해놓고도 영 행동으로 옮길 기미를 보이지 않는 사람이 있을 것이다. 직장에서나 가정에서 이런 상대를 다루기에는 다소 애로점이 있다. 이 경우 당신은 그 사람을 다시 불러 다그칠 것이다.

"알겠다고 하지 않았어요?"

"네, 알고는 있습니다."

"알았으면 움직여야 하는 거 아닌가요?"

이쯤 되면 서로 눈인사조차 거북스러워진다. 당신이 성미 급한 직장 상사라면 화가 나서 펄쩍 뛸 수도 있다. 그러나 아무리 애가 타도 이런 상황은 설득과는 이미 거리가 멀어진 것이다. 왜 이런 상황이 됐을까? 바로 애초에 당신의 이야기나 말투가 일방적이었거나 강요에 가까웠기 때문이라고 보면 된다. 설사 대답은 했을망정 상대는 기분이 내키지 않는 경우다. 그래서 일을 앞에 두고도 마냥 미적지근한 태도를 취하면서 '어디, 내가 하나 봐라!' 하는 심사로 실행을 미루는 것이다.

이런 장면은 인간관계에서도 최악의 상태라 할 수 있다. 겉으로 드러내지 않을 뿐 안으로는 상대에 대한 적개심마저 품고 있는 형국이다. 이럴 때는 당신이 어떤 태도로 상대에게 말을 했는지 잘 생각해보라. 그 태도에 따라 상대의 심리적인 반응도 달라진다는 사실을 기억해야 한다.

사람이 사람을 대하는 문제만큼 쉬운 것 같으면서도 어려운 일이 없다. 인간관계는 성공과 실패를 가르는 잣대가 되기도 하지만 무엇보다 가장 큰 스트레스 요인이 됨을 부인할 수 없을 것이다.

오늘도 우리는 밖에 나가 많은 사람들을 접해야 한다. 어쩌면 그 자체가 스트레스일지 모른다. 그러나 다음 기법들을 잘 익혀둔다면, 스트레스를 받지 않고도 사람들을 쉽게 대할 수 있을 것이다.

① 풋 인 더 도어(Foot in the door)법

시작이 절반이라는 뜻으로, 성공하느냐 실패하느냐는 차후의 문제고 먼저 문 안에 발을 들여놓으라는 것이다. 비즈니스차 방문한 회사에서 사장을 만나지도 못하고 되돌아 나오는 경우가 허다하다. 어떻게든 상대를 대면할 수 있도록 문 안으로 들어서야 한다.

② 도어 인 더 페이스(Door in the face)법

자신이 꺼낼 부탁보다 큰 범주의 부탁을 먼저 건네는 방법을 말한다. 예를 들면 판매 물량을 의논하는 자리에서 대뜸 처음부터 "백 개 정도만 구입해 주시죠"라고 말하면 상대는 "그렇게 갑작스럽게…"라며 거절할 수도 있다. 이때를 놓치지 않고 "그러시다면 견본 삼아 한 열 개 정도만 들여놓으시죠"라고 하면 상대는 흔쾌히 승낙할 것이다.

상대가 수락하기 어려운 조건을 제시해 거부되도록 한 다음 원래 생각했던 요구조건을 차선으로 제시함으로써 상대의 미안한 마음을 역이용하는 방법이다.

③ 로 볼(Low ball)법

'로 볼'이란 손에 닿을 정도로 낮은 볼을 던져준다는 뜻이다. 사람은 일단 고쳐먹은 마음을 원래로 돌려세우기가 어려운데 바로 이런 심리를 이용한 테크닉이다. 즉, 상대가 감히 엄두도 못 내는 것을 달콤한 조건을 내밀어 의욕이 일어나게 한 다음 불리한 조건을 부가하는 방법이다.

1,000만 원짜리 자동차를 구입하려는 사람이 있다고 치자. 1,500만 원짜리를 사고 싶지만 돈 때문에 낮은 가격의 자동차를 사려는 것이다. 그런데 판매원이 1,000만 원으로 1,500만 원짜리 자동차를 살 수도 있다고 말한다. 그러면 고객의 마음속에는 이미 1,500만 원짜리 자동차가 자리 잡는다.

바로 그때 판매원이 다시 말한다.

"그런데 아쉽게도 세일기간이 어제까지였네요."

이쯤 되면 대부분의 사람들은 이런 말을 듣고서도 '어떻게 안 될까' 라는 미련을 갖기 마련이다.

인간관계에서의 스트레스 요인

현대사회는 경쟁사회다. 다른 사람을 눌러야 내가 올라간다. 그러다 보니 자연히 주변사람들이 경쟁자가 되고 결국 마음속을 터놓을 만한 사람조차 없는, 인간관계의 스트레스 상황 속에서 살아간다.

다음은 직장생활을 하면서 흔히 접하는 스트레스 유발 상황이다. 특히 여러 경쟁자들 사이에서 승리해야 한다는 강박관념 때문에 인간관계가 매끄럽지 못하게 된다. 당신의 모습과 비교해보고 무엇 때문에 스트레스를 받았는지 잠깐 생각하는 시간을 갖도록 하자.

① 박식하게 보이려 한다

자신이 잘 모르는 일을 다른 사람이 잘 알고 있으면 한 수 접고 들어가는 심리가 누구에게나 있다. 또 누군가 한 부문에 두드러지게 우수하면 다른 부문에서도 상당 수준 이상인 것처럼 보인다.

그래서 그런 사람이 되고자 "그렇게 안 봤는데 대단합니다"라는 탄성이 나올 정도로 그 분야에 대한 집중적인 공부를 한다. 그러다 보니 시간적, 정신적으로 스트레스가 가중된다.

② 자신을 돋보이게 하려 한다

회의석상 등 의논 상대가 여럿인 자리에서 다른 사람들의 의견을 끝까지 조용히 듣고 있다가 의견이 모두 쏟아져 나왔을 법할 때 다음과 같이 말한다.
"그럼, 잠깐 제가 정리해보면 이렇게 되는 거로군요."
이런 식으로 다른 사람의 아이디어를 취합하는 역할을 자임함으로써 자신의 존재를 강하게 심으려 한다. 이 역시 스트레스 상황이다.

③ 지나치게 재빠른 반응을 보인다

상대방의 말이나 상황을 남보다 앞서서 반응하려다 보니 순간순간 스트레스에 휩싸이기 마련이다. "글쎄요, 저야 뭐…"하면서 잘 모르는 태도를 보이면 상대방으로부터 얕잡아 보일 것 같은 염려가 저변에 깔려 있는 셈이다. 이 역시 지나친 스트레스 상황을 초래한다.

직장인의 스트레스 관리

현대인의 스트레스는 직장 때문인 경우가 대부분이라 해도 과언이 아니다. 하루 일과의 대부분을 직장에서 보내기 때문에 조직 및 조직과 관련된 여러 가지 사항들이 스트레스 요소가 된다. 즉, 업무상 변화가 있다든지 동료 간 또는 상하 간 커뮤니케이션이 잘 되지 않는다든지, 인간관계의 불화 그리고 조직의 목표에 대한 갈등 등이 이유가 된다.

게다가 개인적인 사정에 따라 승진에서 탈락했다든가 조직에서 역할이 모호하다든지 하는 경우뿐 아니라 직무 수행을 위한 자질이나 권한 부족에서 오는 스트레스까지 더해지므로 이를 감당하기엔 누구라도 역부족일 것이다. 여기에 한술 더 떠서 작업환경과 작업조건상의 문제, 즉 소음과 냄새가 심하다든가 환경 불량, 과다한 업무시간 등의 문제가 생길 수도 있다.

이렇게 많은 스트레스 요인을 개인이 일일이 해소해나가기란 여간 힘든 일이 아니며, 거의 불가능하기까지 하다. 그렇다 하더라도 스스로 어느 정도의 자구책이나 원칙은 갖고 있어야 한다. 노력하면 할수록 스트레스를 받는 강도가 덜해질 것이다.

직장에서 스트레스를 받지 않기 위한 방법을 소개해 보겠다.

① 겸허하라

샐러리맨으로 성공하는 원칙의 첫째는 겸허함이다. 자기에게 유리한 것일수록 "제가 어떻게 그것을 받겠습니까?" 하고 사양해야 겸허한 사람이 된다. 자신에게 유리한 것이라고 기쁨에 떨면서 덥석 받는다면 주위의 시선이 따가워진다. 입으로는 "축하해" 하면서도 속으로는 '괘씸한 놈 같으니라구!' 라고 할 것이다.

표창을 받게 될 때도 마찬가지다. 자기가 공을 세워 표창을 받는다고 생각하면 늘 질타와 시기의 대상이 될 수 있다. 주위의 동료는 '저 녀석만 없었다면 내가 받을 수 있었는데' 라고 생각하기 마련이다. 그러므로 허리를 낮추고 만나는 사람마다 "여러분을 대표한 데 불과하지요"라고 말해야 한다.

② 명분을 갖춰라

명분이 분명하지 않은 일에는 응하지 말라. 내심으로는 간절한 일일지언정 명분이 없으면 들은 척도 해선 안 된다. 이를 역으로 사고하면 동료들 간에 인기가 높아지기도 한다. 사람들 가슴 깊숙이 있는 욕망을 찾아내고 그것을 충족시키기 위한 명분을 내세워 정당화시켜주면 된다.

어떤 경우에도 늘 '회사를 위해 꼭 필요하다' 라는 명분을 내세우고, 언제나 나를 위해서가 아니라는 것을 명백히 한다. 설령 일을 추진하다 잘못된 경우에도 "여러분을 위한 것이었습니다만 이렇게 된 책임은 저에게 있습니다"라고 말하면 명분과 겸허함을 동시에 인정받게 된다.

③ 보고에 주의하라

보고의 기본은 정확한 사실의 전달임을 잊으면 안 된다.

"부장님, 적당히 처리해놓겠습니다."

"잔고가 별로 없는 편입니다."

"거의 다 돼갑니다."

이런 식으로 애매모호한 보고는 문제가 있다. 아무리 부드러운 상사라 해도 이런 보고를 하는 사람은 우유부단하고 패기가 없는 사람으로 한 수 낮춰보기 십상이다. 말 한마디라도 정확하게 표현하고 구체적인 행동으로 업무보고를 하는 부하가 아무래도 믿음직스럽지 않겠는가.

거래처에 다녀온 김 대리가 부장에게 보고하는 자리라고 가정해보자.

부장 : 응, 수고했네. 그래 어떻던가?

김 대리 : 오늘 지독하게 더웠어요. 잘됐다고 생각됩니다만….

부장 : 결과는 좋았겠지?

김 대리 : 겨우 사장을 만났죠. 웬일인지 기분이 좋아 보인다 했더니 골프 얘기에
　　　　 귀가 아플 정도였어요.

부장 : 맞아. 그분 골프가 취미라고 하더군.

김 대리 : 일요일에도 경기도에 있는 근사한 골프장엘 갔었대요. 이제 곧 싱글이
　　　　 될 거라나요. 아주 재미가 들려서….

이쯤 되면 부장은 들고 있던 볼펜 끝으로 책상을 툭툭 치기 시작한다. 가만 내버려두면 골프 얘기로 날이 저물게 생겼기 때문이다.

부장 : 그 사장이 골프 좋아하는 건 세상이 다 아는 일이야. 근데 이번 기획서에 대
　　　　 한 답은 없던가?

김 대리 : 아, 그 기획서 말이죠. 별다른 얘기는….

부장 : 아니, 별다른 얘기라니? 그럼 자넨 뭣 땜에 거길 갔지?

김 대리 : 그게 아니구요. 가보니 사장님 책상 위에 놓여 있던데요. 그걸로 봐서 아
　　　　　마 봤을 겁니다. 틀림없이….

부장 : 아마 봤을 겁니다? 이봐, 정신 좀 차리라고.

김 대리 : 그 사장은 전부터 사무 자동화에 관심이 많았으니까요. 카탈로그도 여러
　　　　　회사 것들을 산더미처럼 쌓아놓았더군요.

부장 : 뭐, 여러 회사 카탈로그라고? 자네 정신이 있나!!!

이렇게 되면 보고자의 자세는 완전 실격이다. 먼저 눈과 귀로 확인한 사실을
정확하게 전달한 다음, 의견이나 감정을 단서 형식으로 보고하는 것이 바람
직하다. 그러나 어디까지나 그 한계를 명백히 하고 정리된 상태로 보고하는
것이 기본이다.

④ 전망이 없으면 달아나라

아무리 영리하고 경험이 많은 사냥개도 스컹크가 있는 듯하면 몸을 피한다고
한다. 스컹크의 지독한 방귀 맛을 알기 때문이다. 스컹크 절술이란 마치 스컹
크의 방귀와 같은 전술로 궁지를 모면하거나 상대를 교란시키는 방법이다.
그 첫 번째가 전망이 없으면 달아나는 방법인데 예를 들면 이런 상황이다.

부장 : 이 보고서는 사장님께 보고를 해야 하는데 프린트가 좀더 선명하게 안 되겠나?

김 대리 : 기계가 낡아서 더 이상은 안 됩니다.

부장 : 너무 많이 사용해서 그런가? 하루에 얼마나 뽑는데?

김 대리 : 쉴 틈이 없을 지경이지요.

부장 : 사용연도가 오래됐다면 교환 예산을 확보해야 하지 않나?

김 대리 : 아직은 전혀 사용할 수 없지도 않고, 또 이 불경기에 쉽게 허락이 떨어질
　　　　　지 알 수도 없고….

부장 : 이봐, 해보지도 않고 그걸 어떻게 아나?

김 대리 : 그럼 당장 신청하겠습니다.

부장 : 참, 이 사람. 당장 그렇게 하라는 게 아니잖나. 미리 좀 그렇게 생각할 수 있
   지 않은가 말이야.

이렇게 되면 부장의 깨끗한 판정승이다. 변명할수록 문제는 김 대리에게 돌아가고 있다. 이런 경우라면 사용연도 운운할 때 "예, 곧 조사해보겠습니다. 그리고 다시 선명하게 올리겠습니다"라고 물러섰어야 옳다.

⑤ 달아날 수 없을 때는 맞서라

스컹크 전술 두 번째는 도주가 불가능하다고 느낄 때는 맞서는 전술인데 이것이야말로 스컹크 전술의 극치다. 스컹크가 막다른 골목에 몰리면 무지무지하게 고약한 냄새를 뿜어 적의 전의를 상실케 만드는 것과 같다. 여기에는 끝까지 주장을 밀고나가기와 자신의 과실을 인정하고 상대에게 오해가 남지 않도록 백배 사죄하기가 있다.

자신의 잘못을 깨달았을지라도 무조건 우기든가 그렇지 않으면 아예 손발이 다 닳도록 싹싹 빌면서 자신의 잘못을 인정하라. 빡빡 우겨대면 상대도 '정말 그런가?' 하고 머리를 갸우뚱하게 되고, 머리 숙여 깊이 사과하면 그 어떤 완고한 상대라도 마음을 풀지 않을 수 없게 된다.

⑥ 미소를 지어라

모르는 사람과 처음 만날 때 대개는 어떤 불안감 같은 것을 느끼게 되는데 사람 사이에서 이런 불안감을 해소시켜주는 것이 바로 미소다.

"나의 미소는 1백만 달러의 가치가 있다."

미국의 사업가 찰스 슈와프의 이 말은 자신을 매우 겸손하게 표현한 말이다. 그가 세계적인 성공을 이룰 수 있었던 비결은 오로지 그의 인품과 남에게 호감

을 사는 탁월한 능력에 의해 얻은 것이었는데 거기에는 언제나 밝은 미소와 표정이 있었다. 그로 인해 모든 사람에게 좋은 인상과 안도감을 주고 결과적으로 신뢰감을 얻음으로써 어떤 힘든 일도 잘 해결해나갈 수 있었기 때문이다.

이탈리아의 배우 모리스 슈발리에는 성미가 매우 까다롭고 무뚝뚝하기로 소문나 있었다. 그러나 그는 늘 미소를 지으려 노력했고 결과적으로 그 미소가 상업적으로 트레이드마크가 되어 그의 성공을 배가시켜주었다.

미소는 말 이상의 효력이 있다. 그러나 마음에도 없는 미소에는 아무도 속지 않는다. 참다운 미소, 마음이 느긋해지는 미소, 마음속에서 우러나오는 미소, 천금의 가치를 가진 미소를 지어야 한다.

미국의 전설적인 판매왕 조 지라드는 자신의 성공 노하우에 대해 묻자 "웃음만이 모든 것을 여는 만능 열쇠"라고 답했다.

쇼핑을 하다 보면 어딘가 마음이 불편해지는 순간이 있다. 방금 전까지 분명 무슨 일이 있었던 듯한 어수선한 분위기인데 점원은 역시 프로다운 자세로 나를 향해 활짝 웃는다. 그러나 마주 미소가 지어지지 않고 어딘가 꺼림칙하다. 이런 경험을 해본 적이 없는가?

웃음은 순간적으로 웃으려고 하면 '만들어진 웃음'이 되어버린다. 이 점원처럼 갑자기 고객을 발견하고 웃는 웃음은 '왠지 뭔가 있는 것 같아. 강매라도 당하지 않을까'라는 피해의식을 고객에게 안겨줄 수 있다. 그러므로 단순히 웃는 얼굴만 만들면 되는 것이 아니다. 영어로 보면 현재진행형으로, 이전부터 웃는 얼굴에서 지금까지 지속되는 여운과 진행이 필요하다는 말이다.

우선 시계나 스톱워치를 준비하고 1분간 웃는 얼굴을 유지해보자. 평소에 쓰지 않던 근육을 움직이려니 처음엔 아플 수도 있지만 차츰 좋아진다. 계속해서 웃는 얼굴! 이것이 중요하다.

리더의 스트레스 해소법

사실 회사에서 가장 많은 스트레스를 받는 사람은 리더다. 일반 직원들은 아침에 커피 한 잔 마시면서 혹은 동료들과 점심을 먹으면서 사적인 일상사는 물론 회사 일에 대해 의견을 나누기도 한다. 이처럼 자신의 감정을 표현하고 이를 공감하는 사람과 대화를 나눈다는 것 자체가 스트레스를 푸는 데 상당히 효과적이다.

그러나 리더로서는 이런 일들이 쉽지 않다. 그러므로 리더는 리더 나름의 스트레스 해소법을 알아두는 것이 좋다. 〈아시안월스트리트저널〉은 리더의 스트레스를 줄이는 방법으로 다음 다섯 가지를 소개했다.

① 빠른 시간 내에 결정하는 습관을 들여라

리더 입장에선 정보가 부족한 상황에서 결정을 내려야 하는 경우도 많다. '그렇다'와 '아니다'를 가를 만한 중요 정보가 없는 상황에서 시간에 쫓겨 불완전한 결정을 내려야 하는 것이다. 이때는 빠른 시간 내에 결정을 내려버리는 것이 스트레스를 줄이는 길이다. 특히 자신이 직접 챙겨야 할 일과 부하직원들에게 위임해야 할 일을 먼저 결정하라. 불안함 때문에 우유부단한 자세를 취하는 것은 도움이 안 된다.

② 가족에게 일정한 시간을 배분하라

그룹을 책임지고 있는 입장에서 가족이 가장 중요한 가치가 될 수는 없지만 완전히 무시할 수도 없다. 그렇다면 정기적으로 일정한 시간을 배정하라. 유로스위스인터내셔널의 CEO 아니쉬 랄바니는 6주마다 한 번씩 주말을 가족들에게 헌납한다고 한다. 이렇게 결정하고 지킴으로써 마음의 안정을 얻을 수 있고 재충전 후 일도 더 잘해나갈 수 있다. 일터에서 열심히 일할 수 있는 힘은 가정에서부터 나온다.

③ 휴가지에서 짧은 시간이라도 일하라

리더의 입장에선 휴가지에서 '이번 휴가를 여기서 중단해야 하는 것이 아닌가' 하는 고민을 하는 경우가 다반사다. 크고 작은 사건들이 CEO를 완전히 쉴 수 없도록 방해한다. 때문에 휴가지에서도 하루에 한두 시간쯤은 아예 업무를 보는 것이 좋다.

그 일을 바로 처리해버림으로써 회사에서 벌어지고 있는 일에 대한 잡스러운 걱정을 휴가지에서 하지 않아도 될 뿐 아니라 복귀 후 2~3주간 몰린 일을 처리하느라 이리 뛰고 저리 뛰는 일도 예방할 수 있다.

④ 취미생활을 즐겨라

모든 시간을 회사 일을 하는 데 투자하는 것은 생산성을 떨어뜨릴 뿐 아니라 세상을 보는 시야도 좁게 만든다. 회사 일만 열심히 한다는 것은 그외 세상 돌아가는 일을 전혀 모르는 바보를 양산하는 것이다.

다른 시각과 다른 정보, 사람을 접할 수 있는 취미생활로 스트레스도 줄이고 시야도 넓히자.

⑤ 비밀스러운 정보도 공유하라

반드시 지켜야 할 비밀이라면 할 수 없지만 가능하다면 비밀도 공개하자. 말레이시아의 한 지도자클럽 회원들은 1년에 몇 차례씩 건강검진을 받는다. 회원들은 이 건강검진 결과를 놓고 서로 누가 더 건강한지를 경쟁한다. 그러고는 다른 리더들과의 건강 경쟁에서 이기기 위해 더 열심히 헬스클럽을 다닌다는 것이다.

비즈니스 스트레스 측정표

해당되는 항목에 표시한다(1은 거의 그렇지 않다, 2는 약간 그렇다, 3은 자주 그렇다, 4는 거의 그렇다를 나타낸다).

항목	1	2	3	4
1. 직장에 출근하는 것이 부담스럽거나 두렵다.				
2. 일에 흥미가 없고 지겹게 느껴진다.				
3. 최근 업무와 관련해서 문제가 발생한 적이 있다.				
4. 업무능력이 다른 사람보다 떨어지는 것 같다.				
5. 직장에서 업무에 집중하기 힘들다.				
6. 항상 시간에 쫓긴다.				
7. 업무 책임이 많다고 느낀다.				
8. 일을 집에 가져가서 할 때가 많다.				
9. 미래에 대한 비전이 별로 없다고 생각한다.				
10. 요즘 우울하다.				
11. 짜증이 자주 난다.				
12. 사람들과 어울리지 않고 혼자 지내는 시간이 많다.				
13. 대인관계가 원만치 못할 때가 있다.				
14. 최근 지나치게 체중이 줄거나 늘었다.				
15. 쉽게 피로를 느낀다.				
16. 무기력감을 느낀다.				
17. 술, 담배의 양이 늘고 커피를 자주 마신다.				
18. 성생활이 전 같지가 않다.				
19. 하루하루가 만족스럽지 못하고 신통치 않다.				
20. 내가 하는 일에 시간과 에너지를 쏟는 것이 아깝다.				

〈측정결과 평가〉 거의 그렇지 않다(1점), 약간 그렇다(2점), 자주 그렇다(3점), 거의 그렇다(4점)
- 20점 이하 : 스트레스 거의 없음.
- 20~40점 : 스트레스 약간 있음. 관리 필요.
- 41~50점 : 스트레스 위기 상황. 대처능력 필요.
- 51~60점 : 스트레스 적색경보. 전문의 상담 필요.
- 60점 이상 : 스트레스 공습경보. 위험.

Chapter 5

스트레스와 질병

스트레스와 암

흔히 말하길 암은 사랑받지 못한 이기적인 세포들의 반란이라고 한다. 분노와 슬픔, 저주와 원망, 긴장과 스트레스, 과로 등이 세포에 대한 사랑을 가로막아 세포를 이기적으로 만든 것이라는 의미다.

우리 몸은 태어날 때부터 본래 자기 몸속에 있었던 것과 그렇지 않은 것을 식별하는 능력을 가지고 있다. 그래서 본래 자기 몸속에 있지 않았던 것, 예컨대 세균이나 바이러스가 몸속에 들어오면 곧바로 위험으로 인지하여 그것을 배제하려고 한다. 이 작용이 바로 면역이다. 가장 쉬운 예로, 장기 이식수술을 했을 때 수술 자체는 성공적이라 해도 이후에 거부반응이라는 과정을 겪는 이유가 바로 우리 몸의 면역작용 때문이다.

건강한 상태에서는 약간의 외부 감염이 있더라도 이 면역작용에 의해 몸의 질서가 잘 유지된다. 면역기능이 정상적으로 작용함으로써 각종 질병을 예방해주며, 발병하더라도 악화를 막기 위해 자체 수선을 해나가기 때문이다.

그런데 스트레스를 받으면 우리 몸의 면역기능은 현저히 떨어진다. 이렇게 되면 우리 몸은 사소한 자극에 의해서도 갖가지 병에 걸릴 확률이 높아진다. '한 번뿐인 인생, My life!' 라는 광고 문구가 있다. 현대생활을 하다 보면 열심히 앞만 보고 달려가게 된다. 뒤도 없고 옆도 없다. 어떻게 보면 자기 자신조차 어디로 가는지 모르는 채 달린다고도 할 수 있다. 매일 아침 허덕이면서 출근을 하고, 하루 종일 업무에 시달린 후 쌓인 스트레스를 술로 푼다. 이러다 보면 '내가 왜 살아야 되나?' 라는 생각이 문득문득 들고, '사는 게 무언가?' 라는 자조 섞인 탄식이 절로 나온다.

우리 몸의 면역기능은 몸속의 NK세포가 얼마나 활성화되어 있는가에 따라 좌우된다. 위와 같은 스트레스를 지속적으로 받아 이 NK세포의 수가 감소하거나 활성이 저하되면 암에 걸린다.

인체의 면역은 림프구에 의해 생기는데, 이 림프구와 과립구는 자율신경에 의해 조절된다. 즉, 교감신경과 부교감신경의 균형에 따라 과립구와 림프구의 양이 조절된다는 말이다. 교감신경이 활성화되어 과립구가 증가하면 체내의 유익균까지 공격해 화농성 염증이 생긴다. 특히 피부와 신경, 소화기관과 간장조직은 늘 신진대사가 이뤄지고 있기 때문에 이런 부위에서는 세포가 분열하는 만큼 증식의 실패가 생기거나 노폐물이 많이 발생한다. 그런 곳으로 과립구가 몰려가 활성산소가 대량 생산되고, 그것이 유전자에 커다란 손실을 입혀 암이 발생하게 된다. 이것이 바로 암이다.

일을 지나치게 한 날이나 스트레스를 받은 다음날 뾰루지나 부스럼이 생기는 것은 과립구 때문이다. 과립구는 1~2일 정도 혈액을 떠다니다 점막에서 생을 마감하는데 교감신경의 활성화로 과다한 과립구가 생성되고 이들이 상피에 손상을 일으켰기 때문이다. 이 손상의 위치와 정도에 따라 뾰루지 수준이 되기도 하고 궤양이 되기도 하며, 최악의 경우 암이라는 무서운 질병이 되기도 한다.

그런데 한 가지 특이한 사실은 대부분의 환자가 무기력감이나 통증은 느낄지언정 그럭저럭 일상을 유지해오다가도 암이라는 진단을 받고 나면 급속히 악화된다는 것이다. 왜 그럴까? 뿐만 아니라 오진에 의해 진짜 암 환자가 되는 경우도 부지기수라고 하는데 이유가 뭘까? 그것은 바로 죽음을 경고하는 암 선고가 스트레스를 극단적으로 증폭시켜 과립구를 과다 생성케 됨으로써 진짜 암을 만들게 되기 때문이다.

과립구뿐만 아니라 림프구가 지나치게 많아도 암이 올 수 있다. 운동부족이나 비만인 사람은 부교감신경의 활성으로 체내에 림프구가 과다해진다. 그렇게 되면 혈관이 필요 이상으로 열려 혈류 장해가 발생한다. 이것이 암의 원인이 되면 부종이 오는 경우가 많다. 이런 류의 암은 낫기도 쉽지만 재발도 잘 된다. 암과 싸우는 림프구가 이미 많기 때문에 면역력이 잘 발휘되어 쉽게 나을 수 있다는 점과 이미 과잉 상태이므로 림프구 숫자를 본래대로 돌려놓지 않으면 재발도 쉽다는 아이러니한 면을 갖는다.

결론적으로 과립구와 림프구가 정상적으로 존재하기 위해서는 교감신경과 부교감신경이 균형을 이뤄야 하고 그러기 위해서는 스트레스를 적절히 조절하거나 이겨내는 것이 꼭 필요하다. 즉, 암 역시 스트레스 관리가 최대관건이 된다는 얘기다.

암에 걸린 사람이 꼭 지켜야 할 12가지 원칙

1. "괜찮아. 지금 잘하고 있는 거야"라고 스스로에게 선포한다.

2. 지금까지 삶을 돌아보고 후회되는 일이 있으면 빨리 정리한다.

3. 가족들에게 알리고 도움을 청한다.

4. 부작용을 염려 말고 의학적 치료를 먼저 받는다.

5. 식사를 맛있게 잘 한다.

6. 웃음 등의 면역요법을 시도한다.

7. 반드시 낫는다는 확신과 자신감을 갖는 정신요법을 병행한다.

8. 건강이 허락되는 범위에서 하던 일을 계속한다.

9. 반드시 운동을 한다.

10. 신앙심을 갖는다.

11. 휴식을 취한다.

12. 자신을 표현하는 작업을 한다.

스트레스와 당뇨병

우리 몸은 혈액에 들어 있는 포도당(혈당)을 에너지원으로 하여 생명을 유지하고 활동하는데, 혈당이 에너지원으로 이용되기 위해서는 인슐린의 도움이 있어야 한다. 인슐린은 췌장에 있는 랑게르한스섬 속의 베타세포에서 분비되는 호르몬이다. 이 인슐린이 부족하거나 작용이 약하거나 할 경우 우리 몸은 에너지원의 이용에 제한을 받게 되는데 이를 당뇨병이라 한다.

사람들은 보통 감기에 걸려 식사를 제대로 하지 못하거나 야근을 하면 당의 공급은 적고 사용량이 많아 혈당치가 낮아질 것으로 생각하는데, 오히려 그 반대다. 왜냐하면 감기나 야근과 같은 스트레스가 혈당치에 영향을 미치기 때문이다.

스트레스가 가해지면 부신피질 호르몬의 분비가 왕성해져 코르티솔 호르몬이 증가한다는 사실은 앞서 언급했다. 코르티솔이 간장에 저장되어 있는 글리코겐을 혈액 속으로 보내는 작용을 하므로 이에 따라 혈당치가 높아지는 것이다.

그런데 문제는 이러한 상태가 임시적인 것이 아니라 상당기간 지속될 경우에 발생한다. 스트레스로부터 출발한 앞의 과정을 따라 혈액 속에 공급되는 포도당의 양은 넘쳐나는데 이를 처리하기에는 인슐린이 상대적으로 부족한 상태가 된다. 따라서 신체 각 세포들의 포도당 사용 능력 역시 장애가 생기므로 결국 많은 양의 당분이 소변을 통해 배출될 수밖에 없다.

당분이 배출되면 우리 몸은 당을 요구하므로 당뇨병 환자의 경우 탄수화물 섭취 욕구를 더 많이 느끼게 된다. 그렇지만 스트레스 상태가 지속되고 있는 상태라면 섭취한 탄수화물 역시 에너지원이 되지 못하고 배출되어버린다. 이렇게 되면 배고픔과 당뇨라는 악순환이 시작되는 것이다.

일단 당뇨병 진단을 받았다면 인슐린 투여 등 의학적 치료와 식이요법 등을 병행해야 함은 기본이다. 여기 더불어 스트레스를 받지 않도록 평소보다 더 많은 노력을 기울여야 한다. 스트레스 조절의 방법으로 운동요법이 권해지기도 하는데, 규칙적인 운동은 포도당이 근육세포로 이동하게 해 혈당의 증가를 막아주는 효과까지 겸한다.

스트레스와 동맥경화

동맥은 심장에서 내보내는 피를 온몸의 장기나 조직으로 공급하는 파이프 역할을 한다. 장기나 조직은 이 동맥의 피 속에 있는 산소와 영양소를 에너지원으로 한다.

동맥의 벽은 내막, 중막, 외막이라는 3층의 조직으로 이루어져 있는데, 동맥경화는 이 혈관벽의 안쪽에 일렬로 배열한 내피세포가 어떤 자극으로 인해 장해를 받는 것으로부터 시작된다. 내피세포가 자극을 받으면 동맥벽이 두터워지고 그만큼 혈액이 흐르는 혈관은 좁아지고 약해지는 것이다.

스트레스가 가해지면 교감신경의 작용이 활성화하여 부신수질에서 카테콜아민이나 레닌, 안지오텐신 등의 호르몬이 분비된다. 이중 카테콜아민은 긴장상황에서 신체가 재빠르게 반응을 하도록 하며, 레닌, 안지오텐신은 소동맥을 수축시키는 역할을 하므로 혈압을 높이게 된다.

혈압이 높아지면 혈액 중의 지방질 등이 혈관벽으로 침투하거나 침착할 가능성이 높아진다. 동맥의 경화는 사람이 살아가는 동안 계속해서 진행되지만

이처럼 혈관벽에 이물질이 달라붙기 시작하면 그 속도가 빨라진다. 한마디로 녹슨 파이프를 상상하면 이해하기 쉬운데, 파이프 안을 흘러가던 액체가 녹이 슬어 있는 부분에 이르면 어느 정도의 정체상태를 겪게 된다. 이런 부분들이 혈관 곳곳에 있다면 혈행은 더 더뎌질 것이고 더뎌지는 시간만큼 혈액은 풀이나 죽 같은 상태가 되기 쉬워진다. 이 상태가 더 심해지면 혈관의 어느 부분은 아예 막혀버리기도 하는데 이 상태까지 이르면 이 혈관과 연결된 부분이 괴사할 수도 있다.

이런 동맥경화증이 뇌로 가는 동맥에 생기면 뇌경색이나 뇌출혈을 일으키고 심장으로 가는 관상동맥에 생기면 심근경색이 되며, 복부의 대동맥이나 대퇴의 동맥에 생기면 폐쇄성 동맥경화증이 된다.

동맥경화의 원인으로는 가족력 등 유전적 요소도 있고 고혈압이나, 고지혈, 당뇨병 등이 영향을 미치기도 한다. 여기에 스트레스 역시 광범위하게 영향을 미치는 위험인자로 꼽힌다.

스트레스와 우울증

기원전 2세기에 갈렌은 '우울한 여성이 쾌활하고 낙천적인 여성에 비해 암에 걸릴 확률이 높다' 고 발표했다. 이후 현재까지 수많은 학자들이 우울감이 면역기능에 관련되어 있음을 밝혀왔다. 우울감은 혈액 속의 T림프구와 B림프구 수를 감소시키고, 스트레스 호르몬인 코르티솔을 분비시킴으로써 결과적으로 우리 몸의 저항력을 떨어뜨린다는 결론이다.

일반적으로 일생 동안 우울증이 생기는 사람의 비율은 2~15% 정도이며, 당뇨(9~27%), 뇌졸중(22~50%) 또는 암(18~39%) 환자에서는 더 높다고 한다. 병을 앓고 있기 때문에 우울증이 생기기도 하지만, 일단 우울증이 생기면 병의 치료는 더욱 어려워진다.

당뇨병에서 우울증은 합병증 발생률이 증가되고 당뇨약제, 운동, 식이요법 등이 잘 듣지 않아 당 조절이 더욱 힘들어진다. 우울증 자체가 당뇨를 더 악화시키는 당코티코이드 수치의 증가와 관계되는 것이다. 그러므로 당뇨병 환자에서 우울증의 치료는 당뇨 치료의 기본이 된다.

우울증은 뇌졸중 환자에서 매우 흔하며 그 가운데서도 여성에게 특히 많이 발병한다. 어느 연구에 의하면 우울증이 없는 환자의 경우 첫 뇌졸중 발작 후 10년 이상 생존한 비율이 60%인 데 비하여, 우울증이 있는 환자는 약 30%만 생존했다. 또한 우울증은 암 환자에게서도 매우 높게 발병하는데 췌장암이나 구강인두암의 경우에는 40~50% 정도에 이른다.

이와 같이 우울증은 병의 유연성을 감소시키고 증상을 악화시키며 암이나 뇌졸중 환자의 생존율을 감소시킨다. 미국의 마가렛 케미니 박사는 '우울증은 전신에 나쁜 영향을 주는 전신적인 질환'이라 지적했다.

우울증은 특히 종양세포를 찾아내고 제거하는 NK세포와 순환 림프구를 감소시키는 것으로 밝혀졌다. 우울증 환자들의 경우에는 몸속에서 염증 전구체인 사이토카인이 증가되는 것을 볼 수 있는데, 특히 치료가 잘 안 되는 우울증은 더욱 강력한 사이토카인 IL-6가 증가됐다는 보고도 있다. 이러한 결과는 사이토카인이 우울증을 일으키거나 관여되는 것이 아닌가 하는 의심을 갖게 한다.

사이토카인이 증가하면 불면증과 식욕부진, 무쾌감적 상태가 되는데 이를 '우울증적 병태'라 한다. 이러한 상태가 말초 교감신경을 통해 중추로 전달되어 뇌에서는 우울증을 더욱 심화시키는 악순환이 되풀이된다.

벡 박사에 따르면 우울증 환자들은 어떤 상황을 판단하는 데에서 정상인과 상당히 다른 양상을 보인다고 한다. 그들이 흔히 겪는 인지적 왜곡은 여러 형태로 나타나는데 예를 들면 다음과 같은 것들이 있다.

① 선택적 추상화

좀더 분명하고 반대되는 근거를 무시하고 단편적이고 사소한 것을 근거로 결론을 내린다.

② 독단적인 추론

타당한 이유도 없이 혼자 결론을 내린다.

③ 지나친 일반화

어떤 특정한 사태를 근거로 하여 자신의 신념을 구축하고 이것을 유사한 다른 상황에 응용한다.

④ 확대

바람직하지 못한 측면의 의미나 중요성을 과대평가한다.

⑤ 흑백 논리의 사고

이것 아니면 저것이라는 식으로 생각한다.

우리나라에서는 현재 DSM-IV(정신장애 분류체계)라는 표준문진표를 기준으로 우울증을 진단한다. 이에 의하면 우울증의 주요 특징은 적어도 2주 동안 우울한 기분을 느끼거나 거의 모든 활동에서 흥미나 즐거움을 잃어버린다는 것이다. 이 증상이 아동이나 청소년에게는 슬픈 기분보다는 신경과민이나 흥분으로 나타날 수도 있다.

우울증이라 하면 보통 마음먹기에 따라 충분히 이겨낼 수 있는 하나의 증상 정도라 생각한다. 하지만 현대의학에서는 우울증을 의학적 치료가 반드시 필요한 정신과적 질환으로 분류하고 있다. 다른 질병과 가장 큰 차이점이라면 우울증 환자의 경우 대부분이 자신이 우울증이라는 사실을 인정하지 않으려 하며 더더욱 자발적으로 의사를 찾아가지 않는다는 점이다. 그러므로 가족이나 주변 사람이 어느 날 우울증에 해당하는 증상을 보인다면 관심을 갖고 지켜본 후 치료를 도와줘야 한다.

혹시 우울증이 아닐까?

적어도 이전 2주 동안 다음의 증상 중 다섯 가지를 경험했는지 확인한다. 이러한 증상들이 일상생활을 방해하는 원인이 되어야 하며 조증(mania), 약물 사용, 의학적 조건과 관련이 없어야 한다. 또한 가족의 죽음과 같은 사건에 대한 반응이 아니어야 한다.

나에 대한 진단

☐ 우울한 기분이 지속된다.

☐ 이전에 즐기던 활동에서 흥미를 잃었다.

☐ 몸무게가 상당히 증가 또는 감소했다.

☐ 불면증이 있거나 과도하게 잠을 잔다.

☐ 초조감, 들떠 있거나 가라앉은 느낌이 든다.

☐ 피로감이 계속된다.

☐ 부적절한 죄의식이나 무력감이 있다.

☐ 집중이나 결정을 하는 것이 어렵다.

☐ 자살을 생각하거나 시도해봤다.

가족 등 주변사람에 대한 진단

☐ 슬픈 얼굴 표정이 자주 나타난다.

☐ 사회활동이나 운동량이 적어진다.

☐ 혼자 책이나 TV를 보는 등 외로운 모습을 보인다.

☐ 말투에 힘이 없고 느리다.

☐ 눈맞춤이 감소한다.

☐ 논쟁이 잦다.

☐ 찡그리거나 불평하며 잘 웃지 않는다.

스트레스, 이렇게 줄여라

스트레스를 주는 어떤 문제가 생겼을 때, 상황 자체를 변화시킬 수도 없고 피할 수도 없는 경우가 있다. 이런 때는 어떻게든 피해를 최소화하는 것이 필요하다. 당면한 문제를 재조명해본다든가 똑같은 문제를 경험한 사람을 만나 상담한다든가 주위 사람들로부터 사회적인 지지를 받는 것이 좋다.

마이헨바움과 카메론은 스트레스에 대한 창조적인 해결방법으로 다음 9가지를 제안했다.

- 스트레스를 해결하기 위한 대안을 하나씩 꼼꼼히 체크해본 뒤 가장 현실적이고 바람직한 것부터 순서대로 나열한다.
- 실제 행동으로 옮기는 것을 상상해본다.
- 가장 실현 가능한 해결책을 실행한다.
- 약간의 실패가 따른다 해도 노력해본 자체에 대해 칭찬해준다.
- 스트레스의 근원을 당신이 해결해야 할 하나의 문제로 받아들인다.

- 당면한 문제에 대해 구체적이고 실행에 옮겨야 할 목적으로 바꾸어 표현해본다.
- 다른 사람이 이와 똑같은 문제를 가지고 상담해온다면 어떻게 할 것인가를 생각해본다.
- 가능한 모든 대책을 폭넓게 생각한다.
- 미래에 일어날지도 모르는 일에 대해 작전을 세운다.

Tip 스트레스 받았을 때 취해야 할 10가지

1. 일주일에 서너 번은 땀 흘리며 운동하라.
2. 카페인의 섭취를 피해라.
3. 신선한 채소와 과일을 많이 먹어라.
4. 시간을 내어 사색(묵상)하라.
5. 취미생활을 하라.
6. 충분한 수면을 취하라.
7. 더 많이 미소 짓고 웃으라.
8. 자신을 긍정적으로 생각하고 칭찬하라.
9. 생활을 단순하게 하라.
10. 낙천적으로 살고 긍정적 기대감을 가져라.

질병을 예방하는
스트레스 해소 생활수칙 37

먼저 스트레스는 얼마든지 스스로 해소해나갈 수 있는 것임을 기억하라. 그리고 평소 다음 사항을 잘 지켜나간다면 당신은 스트레스의 불안으로부터 충분히 벗어날 수 있을 것이다.

01 지금 당면한 문제가 무엇인지 파악한다

내가 전전긍긍하고 있는 문제가 무엇인지를 먼저 정확히 알아내야 한다. 자기 자신과 정면으로 이야기를 나눠보면 좋다. 무엇이 나를 괴롭히고 있으며, 무엇 때문에 두려운가를 자신에게 물어보라.

02 한 가지 문제에 언제까지나 매달리지 않는다

어떤 문제에 대해 골똘히 빠져들어 풀릴 때까지 매달리는 것은 커다란 스트레스 요인이 된다. 그럴 때는 차라리 멀찌감치 떨어져 그 문제를 바라보는 여유를 갖는 것이 보다 효과적이다.

03 적극적으로 대응한다

어떤 문제에 부닥쳤을 때 방안에 틀어박혀 있는 것으로는 해결되지 않는다. 과감히 밖으로 뛰어나가 세상 속에서 해결하려는 정신이 필요하다.

04 결정을 내린다

설령 잘못된 결정이라 해도 결정을 내리지 않고 미루는 쪽보다 낫다. 이럴까 저럴까 망설이는 시간을 최소화하라는 뜻이다. 잘못은 바로잡을 수 있지만 우유부단함은 긴장을 오래 끌고, 끝내 몸과 마음을 지치게 하기 때문이다.

05 가끔은 혼자 있는다

매일 북적이는 사람들 틈 속에서 생활하지만 가끔은 혼자 조용히 명상하는 시간을 가져야 한다. 자기 자신에 대한 반성, 문제점, 해결책, 앞으로의 계획 등을 마련할 좋은 기회다.

06 '나는 충분히 괜찮은 사람이야' 라고 생각한다

자기 자신에 대해 과소평가하는 버릇은 좋지 않다. 겸손과 비굴은 다르다. 다른 사람에게는 겸손하되 자신에게는 충분히 칭찬해주고 스스로를 인정해주라.

07 유연성을 갖는다

누구나 자신의 역할이 있다. 지도자라든가 남편이나 아내의 역할, 가장의 역할 등 자신에게 주어진 역할에 얽매이다 보면 스트레스를 받게 된다. 책임을 다하되 지나치게 매몰되면 곤란하다.

08 설령 옳을 때라도 양보한다

'내가 옳으니까 끝내 이겨야겠다', '나는 절대 질 수 없다' 는 생각을 가지고 있으면 갈등 상황이 고조되기 마련이다. 지는 것이 이기는 것이라는 말처럼 때로는 양보하는 행동이야말로 당신에게 만족감을 주고 몸과 마음을 이완시켜준다.

09 지는 것에 익숙해진다

어떤 사람은 일확천금을 벌어 여유만만하게 살아가고 어떤 사람은 높은 지위에서 편안히 살아가기도 한다. 그러한 잣대로 위만 보고 생각하면 나는 끝없이 불행하고 불쌍한 처지가 될 뿐이다. 나보다 나은 사람, 나보다 부자인 사람이 있다는 것을 인정하고 나 자신에게 주어진 생활을 즐기며 사는 정신이 필요하다.

10 완벽주의자가 되지 않는다

어떤 일을 하더라도 완벽하게 해야만 직성이 풀리는 사람이 있다. 정신의학적으로 완벽주의자들은 가장 스트레스를 많이 받는 사람으로 알려져 있으니 주의하라. 90%만 충족해도 성공이라고 생각하는 여유가 중요하다.

11 긴장 상황에 들어가지 않는다

왠지 마음이 내키지 않는 일이 있다면 정면으로 거절하는 것이 좋다. 어물어물하는 사이 자신도 모르게 달갑지 않은 상황 속으로 들어가 있게 되기도 한다. 솔직하게 자신의 마음을 표현하는 것이 스트레스를 예방한다.

12 타인에게 베푼다

다른 사람에게 도움이 되고 그들을 위해 무언가를 한다면 자기 자신의 일에 번민하는 일도 없게 된다. 인생은 얻고, 베풀고의 반복이다. 당신도 무의식중에 다른 사람의 도움을 받고 사는 셈이므로 틈만 나면 타인을 위해 베풀도록 해야 한다. 이것이 정신건강을 위한 보약이 된다.

13 규범에 어긋난 일을 하지 않는다

어딘지 꺼림칙한 일을 하면 죄책감을 느끼게 된다. 죄책감이야말로 커다란 스트레스 요인이 된다.

14 정신적인 상담자를 마련해둔다

문제가 생겼을 때 정신적으로 의지할 수 있는 사람을 평소에 만들어두어야 한다.

15 타협한다

원리원칙에 매여 사는 사람은 피곤하다. 인간관계에서 적당히 타협하는 자세야말로 유연한 생활을 하는 지름길이다.

16 과로하지 않는다

목표를 가지고 나아가다 보면 때로는 과로인 줄도 모르고 매달리게 된다. 이것이 축적되면 몸과 마음을 회복할 수 없는 지경에까지 몰고 갈 수 있다.

17 한 번에 한 가지 일만 한다

일의 순서를 정해서 우선순위대로 진행해나가는 것이 좋다. 이것저것 해야 할 일을 모두 걱정한다면 자연히 긴장이 따를 수밖에 없다.

18 환경을 바꿔본다

정신적으로 긴장이 해소되지 않는다고 느끼면 일이나 휴식의 장소를 바꿔본다. 여행을 떠나거나 집안의 분위기를 바꾸는 것도 한 방법이다.

19 충분한 수면을 취한다

충분한 수면은 만병통치약이다. 몸과 마음, 정신까지 이완시키고 새로운 힘을 불어넣어주는 명약이다.

20 수다 떨 상대를 마련해둔다

의사들은 수다도 치료의 한 방법이라고 한다. 사소한 일까지 털어놓고 이야기할 상대가 있다면 스트레스가 쌓이는 일은 없을 것이다.

21 지나친 경쟁을 하지 않는다

직장이나 학교, 업무나 공부, 스포츠 등 현대사회에서는 지위와 분야를 막론하고 경쟁이 존재한다. 하지만 지나친 경쟁욕에 사로잡힌다면 온몸이 긴장상태를 벗어날 수가 없다.

22 화가 날 때는 화를 낸다

흔히 '울화', '화병'이라는 말을 한다. 화가 나는데도 억지로 참으면 병이 된다는 말이다. 자신의 마음에 솔직해져서 화가 날 때는 화를 내는 것이 좋다. 이것은 어디까지나 문제해결을 위한 화이지 습관적인 화풀이를 의미하는 것은 아니다.

23 여가는 반드시 필요하다

열심히 일한 뒤의 휴식은 반드시 필요하다. 마치 오랫동안 주행한 차에 새로운 기름을 넣어주는 것과 같다. 우리 몸과 마음도 적당한 시기에 새로운 에너지를 넣어주어야 한다.

24 반신욕을 자주 한다

전신욕보다 반신욕이 좋다. 30분 정도 따스한 물에 잠겨 있으면 혈액순환이 원활해져 근육의 긴장도 이완되고 새로운 활력이 생긴다.

25 유머와 웃음을 즐긴다

웃을 때에는 몸속에서 엔도르핀이 나온다. 이 웃음이야말로 돈이 들지 않는 명약이다.

26 '예스'와 '노'를 분명히 한다

마음이 약한 사람은 내키지 않는 일을 승낙해놓고 밤새도록 뒤척인다. 이런 일은 엄청난 스트레스를 유발하므로 평소 좋고 싫음을 분명히 하는 습관을 들여야 한다.

27 머리에 빗질을 한다

머리를 빗는 것은 두뇌를 마사지함으로써 혈액순환이 좋게 하고 머리와 이마, 목의 경직을 해소해주는 효과가 있다. 50회 정도 천천히 머리를 빗으면 좋다.

28 스트레스 정도를 측정한다

스트레스가 어느 정도인지 정확히 파악한다. 초기에는 쉬운 방법으로 해소가 될 수 있지만 정도가 심할수록 회복하기 힘들다는 것을 알아야 한다.

29 잘못을 바로잡는다

'실패는 성공의 어머니'라는 말도 있고 '완전한 인간은 없다'는 말도 있다. 실수나 실패를 통해 당신은 더욱 성장하고 발전한다는 사실을 이해해야 한다. 지금 나에게 잘못이 있다면, 무슨 일인가 잘못되어 있다면 망설이지 말고 바로잡으면 된다.

30 변명을 하지 않는다

'무엇 때문에' 라거나 '누구 때문에' 라는 말은 자기합리화일 뿐이다. 설령 그 때문에 스트레스를 받았다 해도 결국 문제는 나에게로 귀착된다. 변명할 시간에 자기 자신을 위한 일을 시작하라.

31 남을 원망하지 않는다

남을 원망하고 있을 때는 무언가 일이 잘 되지 않을 때다. 하지만 인생에서 발생하는 문제의 대부분은 나의 잘못에서 비롯됨을 알아야 한다. '내 탓이오' 를 생각하며 문제를 바로잡도록 노력한다.

32 불평의 원인을 분석한다

불평이 없을 수는 없다. 작든 크든 불평이 생기면 그것을 방치하지 말고 왜, 무엇 때문에 불평스러운가를 분석해야 한다. 원인을 알면 해결은 쉽다.

33 현실적이 된다

언제까지나 꿈과 상상 속에서, 미래에 대한 환상으로 살아갈 수는 없다. 현실적으로 필요한 일이 무엇이고, 비용은 어느 정도 필요한지를 정확하게 파악해야 무엇을 어떻게 할지가 정해진다. 이와 같은 구체적인 판단은 스트레스를 줄여준다.

34 일상의 규칙적인 일을 바꿔본다

하루하루 틀에 박힌 듯 똑같은 생활을 하다 보면 잡다한 일에 싫증이 나고 스트레스가 생길 수 있다. 이럴 때는 매일 똑같이 반복하는 일을 바꿔본다. 예를 들어 매일 버스를 타고 다녔다면 지하철을 이용하거나, 자주 다니던 마트를 다른 곳으로 옮겨본다거나, 평소 낮에 하던 일을 밤에 한다거나 등 평상시와 다르게 하면 신선한 느낌을 받을 수 있다.

35 마사지를 받는다

긴장을 하거나 스트레스를 받으면 우리 몸의 근육은 자연히 굳어진다. 역으로 근육이 풀리면 자연히 긴장도 풀리게 된다. 마사지는 굳이 전문가에게 맡기지 않더라도 부부나 가족끼리 서로 온몸을 부드럽게 문질러주는 것으로 충분하다.

36 관계를 맺는다

사회와 이웃의 좋은 관계는 기쁨을 가져다준다. 건전한 교제야말로 스트레스를 푸는 확실한 방법이다.

37 오늘만 생각한다

자주 하는 걱정 가운데 70%는 실제로 일어나지 않을 일에 대한 것이라고 한다. 이렇듯 우리는 막연한 일에 대한 걱정으로 소중한 시간들을 허비하고 있다. '내일은 내일의 태양이 떠오른다'고 말한 〈바람과 함께 사라지다〉의 스칼렛 오하라처럼 현재에 충실한 자세가 필요하다.

자가 면역진단 측정표

해당되는 항목에 표시한다(1은 예, 2는 아니오, 3은 잘 모르겠음을 나타낸다).

항목	1	2	3
1. 쉽게 피곤해진다.			
2. 아침에 일어나기가 힘들다.			
3. 숙면을 해도 피로가 풀리지 않는다.			
4. 항상 몸이 나른하고 권태감을 느낀다.			
5. 감기에 쉽게 걸리고 잘 낫지 않는다.			
6. 입안이 잘 헌다.			
7. 눈에 염증이 잘 생긴다.			
8. 상처와 흉터가 잘 낫지 않는다.			
9. 무좀이 생긴다.			
10. 배탈, 설사가 잦다.			
11. 인내력과 끈기가 없어진다.			
12. 체력이 떨어지는 것을 느낀다.			
13. 담배를 많이 피운다.			
14. 술을 많이 마신다.			
15. 매일 스트레스가 쌓인다.			
16. 기분 전환이 잘 안 된다.			
17. 생활시간대가 불규칙하다.			
18. 식생활 및 영양섭취에 무관심하다.			
19. 일에 집중이 잘 안 된다.			
20. 친척이나 형제 중에 생활습관병이 많다.			

〈측정결과 평가〉 예(2점), 잘모름(1점), 아니오(0점)
- 0~9점 : 아주 건강한 상태, 평소 생활습관을 유지하도록 한다.
- 10~19점 : 보통의 상태, 면역력이 저하되지 않도록 주의한다.
- 20~29점 : 면역력이 약한 편, 방심하면 병에 걸릴 수 있다.
- 30점 이상 : 면역력이 극도로 떨어진 상태, 정기검진을 받아야 한다.

(출처 : 한국경제신문)

Natural Stress Treatment

Chapter6_
스트레스와 웃음

스트레스와 웃음의 관계

사회가 발달하면 할수록 스트레스를 받는 사람들은 더욱 많아진다. 미국 국립보건원의 조사에 따르면 근로자의 70%가 스트레스로 인해 정신적·신체적 증상을 경험하고 있다고 한다.

정도의 차이만 있을 뿐 스트레스를 피할 수 있는 사람은 아무도 없다. 스트레스가 만병의 근원이 되고, 결과적으로 삶의 질을 크게 떨어뜨린다는 사실은 이제 상식이 되었다. 그렇다면 스트레스를 가급적 빨리 털어내기 위해서는 어떻게 해야 할까? 그 비결은 웃음과 유머에 있다. 바쁘고 쫓기는 일상에서도 늘 웃음과 유머를 잃지 않는다면 얼마든지 극복할 수 있는 것이다.

미국 캘리포니아 주 로마린다 의대 리 보크 교수와 스탠리 교수는 웃음과 면역체계에 대한 연구로 전 세계 의학계에 비상한 관심을 불러일으켰다. 이들은 10명의 남자들에게 1시간짜리 배꼽 잡는 비디오를 보여주면서 보기 전과 후의 혈액 속 면역체를 비교했다. 그 결과 사람이 웃을 때에는 체내에서 병균을 막는 항체인 인터페론감마 호르몬이 많이 분비된다는 것을 발견했다.

미국 펜실베이니아대 마틴 셀리즈맨 교수도 〈학습된 낙천가〉라는 저서에 유사한 연구 결과를 실었다. 심장마비 환자 96명을 면밀히 조사한 결과, 비관적인 사람 16명 중 15명이 사망했으며 낙천적인 16명 가운데서는 5명만이 죽은 것으로 나타났다고 한다.

셀리즈맨 교수는 특히 웃음이 많은 낙천가일수록 학업성적이 더 높았고 운동 면에서도 더 두각을 나타내며, 보험설계사들의 경우에도 훨씬 높은 성적을 올렸다고 밝혔다. 자연치유력 또한 높아지는데, 미국의 패티우텐 박사는 "당신이 웃고 있는 한, 위궤양은 악화되지 않는다"라고 말한 적도 있다.

일명 '스마일 우울증'이란 것이 있다. 고객을 상대로 항상 웃어야 하는 직업을 가진 사람들에게서 주로 나타나는데, 겉으로는 웃고 있지만 속으로는 울고 있는 증상이다. 그래서 요즘은 전문화된 웃음치료사들을 찾아 일부러 웃음을 유발시키는 게임을 하는 등 적극적인 방법을 찾고 있는 사람들이 늘고 있다고 한다.

하지만 바쁜 일상 속에서 그런 프로그램을 접하기는 쉽지 않다. 때문에 스트레스를 이기려면 무엇보다 밝게 웃는 마음, 밝은 정신이 중요하다. 항상 유머를 즐기고, 신나게 웃어라. 웃길 때도 웃고, 슬플 때도 웃고, 웃을 수 없을 때도 웃어라. 그러면 스트레스는 존재할 수 없을 것이다.

유대인들에게는 '프림'이라는 명절이 있다. 옛날 페르시아제국의 박해를 잊지 않기 위해 봄이 오면 대대적으로 하는 행사다. 이 행사에서 유대인들은 '헤망'이라는 과자를 즐겨 먹는데 헤망은 옛날 페르시아 재상의 이름이라고 한다. 이날 하루만이라도 원수를 먹어버려서 승리감을 맛보자는 의도다. 비록 과자일망정 미워하는 사람의 이름을 붙여 먹어버린다는 재미있는 발상, 이런 유머감각 때문에 유대인들을 '웃음의 민족'이라 부르는지도 모르겠다. 유대인들은 서로 만나면 반드시 농담 한마디씩을 건네는데 머리가 훈련되기 때문이라 한다. 이 머리의 훈련에 의해서 새로운 발상법과 자유분방한 정신이 길러진다고 믿는 것이다. 그들이 같은 민족인 아인슈타인이나 프로이트를 최고의 코미디언이라 부르는 이유도 기성의 개념을 타파한 독특한 발상법 때문이라는 생각이 든다. 수많은 박해를 받으면서도 결코 좌절하거나 절망하지 않는 유대인들의 웃음 밑바탕에서 해학과 여유가 느껴지는 대목이다. 정말 위대한 웃음이 아닐 수 없다.

하지만 이러한 위대한 웃음도 끊임없이 노력하고 훈련하지 않으면 이뤄지지 않는다. 세상의 즐거움과 행복이 내 앞에 저절로 다가와주지 않는 것과 같은 이치다. 웃음이 만들어지면 마음이 밝아지고, 마음이 밝아지면 생각이 바뀌며 일이 원활하고 순조롭게 풀려나가고 어느새 행복해진다. 우리가 웃고 또 웃어야 하는 이유다.

웃음은 최고의 특효약

우리 속담에 '웃는 얼굴에 침 못 뱉는다'는 말이 있다. 아무리 화가 나고 안 좋은 상황에 처해 있더라도 웃음을 단초 삼아 해결해나간다면 어려울 것이 없다는 선인들의 지혜가 담겨 있는 말이다. 사람의 눈이 마음의 창이라면 웃음은 마음의 대화라고 생각하면 된다. 대화의 물꼬를 웃음으로 터놓는다면 그 다음의 물길은 그야말로 물 흐르듯 유연하게 흘러가게 되는 것이다.

그래서 웃음은 인간이 가지는 첫 번째 사회활동이라 할 수 있다. 웃음 자체가 부드러운 대화요, 호감의 표시이기 때문이다. 물론 항상 웃고 살 수만은 없는 노릇이지만, 많이 웃기 위해 노력할수록 우리는 보다 성숙해질 수 있을 것이다.

어린 아기의 순수하고 깨끗한 웃음을 보라. 어디 하나 흠잡을 데 없는 천사의 웃음이 아닌가. 웃음은 아기가 세상에 태어나 첫 번째로 자신의 존재감을 확인받는 증거와도 같은 것이다. 아이들은 생후 2~3개월 후부터 웃음의 횟수가 많아져 하루에 400번 이상 웃는다고 한다. 여섯 살 무렵까지도 하루에

300번 정도는 웃지만 성인이 되면 점점 웃음이 사라져 하루 평균 14번에서 100번 정도까지 급격히 줄어든다. 심지어 하루에 단 한 번도 웃지 않고 지내는 사람들도 꽤 많다.

프랑스의 보건전문지 〈상떼〉에서 언젠가 '웃음의 약효'를 주제로 다룬 적이 있다. 그에 따르면 프랑스 의사들이 가장 많이 권하는 '약품' 가운데 하나는 바로 '웃음'이라고 한다. 웃음이 폐와 기도를 확장시켜서 공기의 유입과 배출을 촉진시킬 뿐만 아니라 상부 호흡기를 청소해 호흡을 정상화시켜주기 때문이다.

한편 영국에서는 웃음의 효능을 알아보기 위해 분노부터 연구했다. 화를 내는 것이 인간에게 얼마나 해로운가를 실험한 것이다. 화를 낸 사람이 내쉰 숨 (날숨)을 액체질소로 급랭시켜본 결과 노란색의 독소가 검출됐는데 날숨 1시간 분량이면 80명의 사람을 죽일 수 있을 정도였다고 한다. 듣기만 해도 소름 끼치는 결과가 아닐 수 없다.

이어서 웃음에 대한 연구도 진행됐다. 그 결과, 웃음은 정상 상태의 몸에서는 그다지 위력을 발휘하지 못하나 분노, 초조, 불안 등으로 스트레스를 받을 때는 탁월한 청량제 구실을 한다는 사실도 밝혀졌다.

물론 웃음이 인간만의 전유물은 아니다. 미국 볼링그린주립대 심리학과 잭 팬셉 교수는 특별히 고안한 기구를 통해 쥐가 웃는다는 사실을 확인했다. 어둠 속에서 쥐를 간질이자 '킥킥킥' 하는 웃음소리를 들을 수 있었다고 한다. 뿐만 아니라 쥐도 사람처럼 나이가 적을수록 많이 웃는다는 사실도 알아냈다. 물론 간질임과 그에 대한 반응을 단순한 반사작용으로 볼 것인지 적극적인 웃음의 의미로 해석할 것인지를 규정짓는 것은 단순한 문제가 아니다. 웃음은 단순한 근육의 움직임이 아니라 사회적인 언어와 유머를 전반적으로 이해할 수 있는 문화적인 표현이기 때문이다. 그러나 이런 점들을 감안하더라도 동물 역시 웃을 줄 안다는 사실은 매우 중요한 발견이 아닐 수 없다.

또 미국에서 한 연구팀이 10년간 100세 이상 노인들을 추적, 연구한 결과 세 가지 장수비결을 밝혀냈는데 긍정적인 사고, 신앙심, 봉사정신이었다고 한다. 이는 낙천적인 성격이 세상을 살아가는 데 얼마나 중요한 것인가를 잘 말해주고 있다. 결국 긍정적인 사고가 웃음을 불러온다는 결론이다.

웃음은 행복의 첫 단추이므로 행복해지려거든 웃으면 된다. 웃음이 있는 곳엔 언제나 즐거움이 있고 활력이 넘친다. 복잡하고 힘든 이 세상에서 웃으며 살아갈 수 있는 것은 참으로 복된 일이 아닐 수 없다. 옛말에 '웃는 집에 만복이 들어온다(笑門萬福來)'고 했으니 웃고 사는 것은 복을 만드는 것이나 다름없는 일이다.

웃음과 관련된 세포들

우리 몸을 구성하고 있는 세포들 역시 웃음의 영향을 받는다. 웃음으로 인해 세포의 기능이 활성화되며 덕분에 암세포를 치료하게 되기도 한다. 암과 연관이 있는 몸속의 세포들과 그 세포들에 대한 웃음의 작용을 알아보자.

① 백혈구

우리 몸의 혈구는 적혈구와 백혈구로 나뉘는데 적혈구는 헤모글로빈을 함유하고 있고 백혈구에는 없다. 적혈구는 모양과 크기가 조금 다르더라도 본질적으로는 한 종류인데 비해 백혈구는 세포의 크기나 핵의 모양, 원형질 내의 과립의 유무, 성질을 따져 여러 종류로 구분된다.

백혈구는 사람의 경우 혈액 1mm³ 중에 평균 7천 개가 존재하는데 소아에게 많고 신생아 때는 1만 개 이상이나 된다. 백혈구는 이물질을 제거하거나 항체를 형성해 세균과 싸워 신체를 보호하는 역할을 한다. 그러므로 백혈구의 수치가 낮아지면 병에 걸리기 쉽고 허약해진다. 웃음은 이러한 백혈구의 수명을 연장시켜주는 기능을 한다.

② T세포와 B세포

면역활동에서 중요한 역할을 담당하는 림프구에는 서로 다른 두 개의 그룹이 존재한다. 골수의 간세포가 림프구로 분화하는 경우에는 다음 두 가지가 있다. 흉선의 상피세포에서 특수한 내부 환경과 흉선의 액성인자에 의해 림프구로 분화하는 경우와 흉선과는 관계없이 골수에서만 림프구로 분화하는 경우다. 전자를 T세포라 하고 후자를 B세포라 한다. T세포에는 집합성 농밀체가 있고 B세포에는 산재성 농밀체가 있다.

기능면에서 보면 T세포는 면역에서의 기억능력을 가지며 B세포에 정보를 제공하여 항체 생성을 도울 뿐만 아니라 세포의 면역에 주된 역할을 하는 것으로 알려져 있다. 한편 B세포는 림프절의 피질과 림프 난포에만 분포하며 항체 글로불린의 생성에 관여한다.

웃음에는 림프구들(T세포, B세포)을 자극하는 인터페론감마를 증가시켜 면역력을 높여주고 면역글로불린A를 증가시켜 호흡기와 소화기 질환을 예방해주는 효과가 있다.

③ 엔도르핀

엔도르핀이란 동물의 뇌 등에서 추출되는, 모르핀과 같은 진통효과를 가지는 물질의 총칭이다. 이 말은 내인성모르핀(endogenous morphin)에서 연유했다. 뇌하수체에 존재하여 호르몬과 같은 활동을 하고 있는 것으로 여겨지지만 생리적 의의는 아직 밝혀지지 않고 있다.

뇌 속에서 마약과 비슷한 효과를 갖는 물질이 생성된다는 사실이 처음 발견된 것은 1969년 영국에서였다. 영국 애버딘대 연구팀이 마약류에 대해 연구하던 중 뇌하수체 후엽에서 오피에이트 수용체에 결합하는 물질을 발견한 것이다. 오피에이트 수용체는 아편제의 체내 유입 시 그 약물과 결합하여 쾌감과 해방감을 주는 물질로서 이것이 바로 엔도르핀이다. 엔도르핀은 모르핀보다 200배나 강한 진통효과를 나타내지만 외부에서 투입하는 마약류와 달리 중독성이나 부작용이 없다. 또한 행복감을 느끼게 하고 스스로에게 자신감을 갖게 해주는 아주 유익한 물질이다.

엔도르핀은 즐거울 때나 열심히 일할 때, 희망을 가질 때, 뇌파가 알파파 상태가 됐을 때 자연발생적으로 생성된다. 행복감을 주는 엔도르핀이 행복감을 느낄 때 더 많이 생성된다는 것은 흥미로운 사실이다.

④ NK세포

NK세포는 암세포를 끌어안고 5분 안에 동반 자살하는 자연살해세포를 말한다. 우리 몸에서는 통상적으로 하루에 1천 개의 암세포가 생겨나는데 웃으면 NK세포가 활성화되고 면역기능이 강화된다.

몸속에서 세포끼리 싸우는 장면을 한번 상상해보라. NK세포의 활약상이 눈에 보이는 것처럼 뿌듯하지 않은가 말이다. 이런 뿌듯함을 제공하는 것이 바로 다름 아닌 웃음이다. 하여 이 유쾌하고 고마운 NK세포에게 필자는 '논개세포'라는 별칭을 붙여주었다. 적장을 끌어안고 강물 속으로 뛰어든 용감하고 아름다운 그 논개 말이다. 우리 몸속의 논개세포, NK세포를 위해 열심히 웃어서 스트레스도 날려버리고 암세포도 몰아내버리자.

웃음이 NK세포를 살린다

면역세포는 활성화를 돕는 물질과 억제하는 물질을 동시에 가지고 있다. 면역수치가 낮을수록 억제하는 물질이 많은 것으로, 이는 면역력이 낮다는 뜻이다. 수술 직후 떨어지기 시작한 면역력은 수술 일주일 후 가장 낮아지는데, NK세포의 활동성 역시 수술 10일 후 가장 낮아졌다고 한다.

NK세포는 자연치유력을 증강시켜주는 세포다. 이 세포가 많을수록 병에 대한 저항력이 높아지게 된다. 현대인들이 가장 두려워하는 암 또한 NK세포가 방어해준다. 그런데 수술을 받거나 어떤 정신적인 스트레스를 받게 되면 T세포나 NK세포의 활성이 저하되고 숫자도 줄어들게 된다.

NK세포는 매우 중요한 면역세포로 바이러스와 암세포에 가장 빨리 그리고 가장 강력하게 대응한다. NK세포는 표적세포를 만나면 자기세포인지 아닌지를 식별하는데, 세포막 표면의 인식체계가 꼭 맞으면 자기세포라고 인식한다. 반면 인식체계가 맞지 않는 세포를 만나면 일단 그 표면으로 접근한 다음 세포막에 구멍을 뚫고 수분과 염분을 투입하여 표적세포를 죽게 만든다. 이것이 바로 NK세포가 바이러스에 감염된 세포와 암세포를 살해하는 과정이다.

이와 같은 NK세포의 능력은 호쾌하게 웃을수록 향상된다고 한다. 미국 로마린다 의대 리 버크 교수의 실험 결과, NK세포의 수적 변화는 나타나지 않았지만 활동성에서 뚜렷한 차이가 나타났다. 또 NK세포와 암세포를 같은 관 안에 넣고 두 시간 동안 관찰한 결과 웃음으로 활성화된 NK세포가 강력한 항암능력을 발휘하는 것을 확인하였다.

한편 베넷 박사의 연구 결과에 따르면 코믹 비디오를 시청한 사람 전원의 스트레스가 상당히 감소했다고 한다. 이들의 경우 NK세포의 활동이 향상돼 더 많은 암세포가 제거되었는데, 세포수가 증가했다기보다는 세포의 활동성이 향상됐다는 점이 주목할 만하다.

웃음 중에서도 NK세포의 이 같은 활동성을 가장 크게 높여주는 것이 바로 머스플랩터(mirthful laughter)다. 이것은 근육이 움직일 정도로 크게 그리고 유쾌하게 웃는 것을 말한다. 웃음이 터지는 것은 순간이다. 그 순간부터 면역세포는 왕성한 활동을 시작하는데 효과가 제법 오래 지속된다.

그렇다면 웃음으로 향상된 면역기능은 실제로 환자들에게 얼마나 도움이 될까? 일본의 요시노 박사는 "환자들을 진찰하다 보면 환자들의 기분 혹은 정신상태와 질병이 매우 밀접한 관계가 있다는 사실을 경험하게 된다"고 했다. 이러한 현상에 주목한 요시노 박사는 관절염 환자 26명에게 한 시간 동안 라쿠고(일본식 만담)를 듣게 하고, 만담을 듣기 전과 후 '인터류킨-6'라는 면역물질의 변화를 비교했다. 인터류킨-6는 염증이 생겼을 때 백혈구들이 모이도록 정보를 전달하는 성분인데 염증이 심할수록 그 수치가 올라간다. 실험 결과 관절염 환자의 혈액 속에 있는 인터류킨-6가 한 시간의 라쿠고로 급격히 줄어들었음이 밝혀졌다. 환자들을 치료하면서 인터류킨-6를 이렇게까지 낮출 수 있는 약은 없었다.

관절이 굳어가는 류머티즘 관절염은 통증이 매우 심한 병이다. 하지만 요시노 박사의 환자들은 언제나 웃음을 잃지 않으려고 애를 쓴다. 웃음이 뛰어난 치료제가 될 수 있음을 실험을 통해 직접 확인했기 때문이다. 처음에는 누구도 요시노 박사의 실험 결과를 믿지 않았다고 한다. 그래서 세 번이나 똑같은 실험을 했는데 결과는 마찬가지였다.

요시노 박사의 이 실험 결과를 입증해 보인 사례가 있다. 미국의 데이비드 제이콥슨은 스물두 살 때 류머티즘 관절염을 선고받았다. 병은 빠르게 진행됐고 온몸의 관절 중에 성한 곳이 없었다. 그러나 어느 날 웃기 시작하면서부터 증세가 달라지기 시작했다.

"나는 혼자 하고 싶었다. 여기에 유머요법이 개입된다. 나는 유머가 삶을 변화시키는 행동이라 생각한다. (유머에 대한) 이 경험은 내 인생에서 잊을 수 없는 것이다. 왜냐하면 유머를 통해 삶이 변화됐기 때문이다. … 한번은 전화가 울렸는데 아내는 자기가 받겠다고 일어나지 말라고 했다. 그러나 나는 발을 질질 끌고 가면서 내가 받겠다고 했다. 아내는 나의 모습을 보면서 웃느라 바빠서 전화를 받을 수가 없었다. 이때 내게 무슨 일인가가 일어났다. 웃는 동안은 고통을 느끼지 않았던 것이다. 불구의 고통에서 그 순간은 벗어난 것이다. 그때 나는 웃고 있었고 희열을 맛보았다. 신체적 고통 때문에 걸을 수 없다 해도 삶을 즐길 수는 있는 것이다. 이것은 신의 계시였다. 그 후 나는 고통을 이기기 위해 의도적으로 유머를 사용하고 있다."

그의 서가에는 유머 책들이 빼곡히 채워져 있다. 고통을 다스리기 위해 지난 20년 동안 사들인 것들이다. 그는 약을 먹을 때마다 유머병 속에서 그가 스스로 처방한 짧은 유머 한 구절을 꺼내 읽는다. 웃음을 적극적으로 사용하려는 전략 가운데 하나다.

"선택할 수만 있다면 부작용이나 중독성 있는 진통제를 복용하느니 웃겠다고 결심했다. 그래서 나는 고통을 이기기 위해 마취제보다는 유머를 사용할 수 있었고, 그 결과 마취제의 사용도 훨씬 줄일 수 있었다."

현재 그는 완치된 것은 아니다. 하지만 발병 당시 관절 퇴행 속도라면 지금은 휠체어에 앉아 있어야 한다. 주변에서는 현재 그의 상태를 이렇게 전했다.

"그의 관절염은 매우 좋아지고 있다. 그는 이제 바깥일도 하고 근력도 늘어났으며, 더 이상 부풀어오름도 없다. 그는 약물요법을 중단하는 전단계로 현재의 투여량을 줄이고 싶어한다."

물론 이 모두가 웃음만으로 해낸 일은 아니다. 그가 달려온 삶도 외발 자전거처럼 위태로웠다. 하지만 넘어지지 않도록 버팀목이 되어준 가장 큰 힘은 웃음이라고 그는 믿고 있다.

우리가 한 번 크게 웃을 때마다 머리의 전두엽에서 엔도르핀과 엔케팔린이라는 신경펩티드의 분비가 촉진되는데, 지금까지 밝혀진 머릿속의 마약성 물질 약 20가지 가운데 가장 좋은 물질이라고 한다.

우선 엔케팔린은 웃을 때 엔도르핀과 함께 나오는 신경펩티드 호르몬으로 모르핀보다 300배나 강한 진통효과를 주는 물질이다. 아편과 유사한 체내물질이라 하여 체내 아편성 물질이라고도 한다. 중추신경계에는 이러한 신경전달물질에 대한 수용체가 많은 부위들이 있어서, 모르핀과 같은 아편류의 통증억제 기전도 이러한 통증 전달의 조절과 깊은 관계가 있다고 이해되고 있다. 오심(구역질), 진해작용, 행복감, 중독성 등 아편류의 기타 약리학적 작용도 이러한 체내 아편성 물질 수용체를 함유한 신경원의 작용을 모방하기 때문에 일어나는 현상이라 추측된다.

미국 캘리포니아주립대 통증치료소의 데이빗 브레슬로우 박사는 통증이 심한 환자들에게 한 시간에 두 번씩 거울을 보고 웃게 했다. 그랬더니 억지로 웃는 환자들에게도 탁월한 효과가 있었다고 한다. 또 미국의 코간 박사는 〈불편을 느낄 때 소리 내는 웃음의 효과〉라는 논문에서 소리 내어 웃는 것이 임상에서 환자의 통증을 없애준다고 발표했다.

웃음의 의학적 효과

의사들은 '좋은 웃음은 규칙적인 운동만큼 가치가 있다'고 말한다. 한 번 웃는 것을 운동과 비교하면 에어로빅을 5분 동안 하는 효과가 있다고 한다. 실제로 미국의 많은 병원들이 환자를 웃게 하기 위한 유머프로그램을 시행하고 있다. 이에 대해 미시간대 심리학 교수 로버트 자니언은 "웃을 때는 전신이 이완되고 질병을 고치는 화학물질이 혈류로 들어가기 때문에 인체는 자연스러운 균형상태로 돌아가게 된다"고 설명했다.

여성이 사랑을 하게 되면 예뻐진다는 말이 있다. 이것은 확실히 근거가 있는 이야기다. 여성이 남성과 사랑을 나누게 되면 아무래도 자기 자신을 가꾸게 된다. 외모를 청결하게 유지하는 것은 물론 긴장 하고 신경도 쓰게 되기 때문이다. 게다가 자주 미소를 짓고 표정도 한층 밝아진다. 또 여성호르몬인 에스트로겐의 분비도 촉진되어 더욱 여성스러워지는 것이다.

여성을 예뻐지게 하는 것이 사랑만은 아니다. 웃음 역시 그렇다. 그렇다면 웃음은 어떻게 여자를 예뻐지게 하는 걸까? 행복한 순간에 나오는 웃음은 혈압을 상승시켜 혈액순환을 활발하게 하여 얼굴을 발그레하게 상기시켜준다. 또 엔도르핀을 생성하는 카테콜아민의 분비를 증가시켜 우리 몸에서 스트레스와 관련된 화학물질들, 즉 플라스마, 코르티솔, 아드레날린 등을 감소시켜 최상의 컨디션을 가져다준다. 때문에 가장 행복한 순간에 여성의 아름다움은 최고조에 달하는 것이다. 예뻐지는 비결? 그것은 바로 사랑 그리고 행복한 웃음이다.

① 웃음은 감기예방에 특효약이다
IgA란 면역글로불린의 하나로 감기와 같은 바이러스의 감염을 막아주는 역할을 하는 물질이다. 웃기는 비디오를 본 그룹과 가만히 방에 앉아 있는 그룹의 침에서 IgA의 농도를 실험해본 결과 웃기는 비디오를 본 그룹의 침에서는 IgA의 농도가 증가하고 다른 그룹은 변화가 없었다. 즉, 각종 면역세포들과 면역글로불린, 사이토카인, 인터페론 등이 증가하고 코르티솔 등 각종 스트레스 호르몬이 감소됐다는 것이다.

② 대체의학적인 치료효과가 있다
암을 극복하는 방법 중의 하나로 웃음치료가 활용되고 있다. 서울의 한 암대체요법클리닉에서는 가족 간의 사랑을 북돋움으로써 체내의 면역력을 강화해 암세포와 싸울 수 있게 하는 보완대체의학 방법을 쓰고 있다고 한다. 실제로 의사는 암 환자에게 '웃어라, 크게 웃어라' 라는 처방을 하고 있다.
3년 전 간암 4기 진단을 받은 A씨는 이 요법 덕택으로 지금까지 정상적인 생활을 하고 있다. 물론 암세포 자체가 없어진 것은 아니다. 담당의는 "면역력이 강해졌기 때문에 정상 생활이 가능한 것이다"라고 설명했다.
이런 놀라운 사례는 A씨만이 아니다. 40대 주부 B씨는 유방의 암세포가 간으로 전이돼 2개월의 시한부 선고를 받았다. 그러나 4개월간의 치료 끝에 정상 생활이 가능할 정도로 호전됐다. 40대 후반의 전직 교사 C씨는 위암 수술을 끝낸 뒤 구토와 복부 통증 때문에 고통이 컸으나 2개월간 치료를 받은 후역시 정상 생활이 가능해졌다고 한다.

물론 보완대체의학이 만능이라는 얘기는 아니다. 이보다 더 중요한 것은 암을 이길 수 있다는 환자의 의지다. 거기에 면역력을 증대시키기 위한 방법을 통합적으로 적용해야 한다는 것이다. 결국 암이란 면역체계의 기능이 떨어졌기 때문에 발생한 것이니 면역력을 높여주면 좋은 효과를 얻으리라는 것은 명약관화한 일이다.

③ 웃으면 장수한다

인간에게 있어서 죽음은 도저히 해결할 수 없는 문제임에 틀림없다. 죽지 않고 영원히 살 수 있는 사람은 하나도 없으니 말이다. 그렇다고 해서 불로장생하고 싶은 욕구까지 포기할 수는 없는 일이다.

그렇다면 모든 인간의 염원인 장수의 비결은 과연 무엇일까? 그 비결이자 지름길은 우선 우리 몸의 질병을 다스리는 일이다. 그럼 질병은 어떻게 다스려야 하는가? 의료 혜택을 받아야 하는 것은 물론이지만 그보다 선행되어야 하는 것이 바로 웃는 일이다.

원광대 보건복지학부 김종인 교수팀이 전국의 100세 이상 노인 507명(남 44명, 여 463명)을 대상으로 장수 요인을 조사한 적이 있는데 90%가 화를 내지 않고 스트레스가 없는 낙천적 성격으로 평가됐다. 이들 중 '매일 웃고 산다'고 답한 노인이 그렇지 않은 노인에 비해 26배가량 많았다고 한다. 이는 낙천적이고 잘 웃는 성격이 장수와 아주 밀접한 관계가 있음을 보여주는 단적인예라 할 수 있다.

④ 웃으면 면역력이 증가한다

18년간 웃음의 의학적 효과를 연구해온 미국의 리버트 박사는 웃음을 터뜨리는 사람의 혈액은 분석한 결과 종양세포를 공격하는 NK세포가 많이 생성돼 있었다는 실험결과를 발표한 바 있다. 결국 웃음이 인체의 면역력을 높여 감기와 같은 감염질환은 물론, 암과 성인병까지 예방해준다는 것이다.

그렇다면 웃음이 어떻게 면역기능을 높이는 것일까? 웃음은 아드레날린이나 코르티솔과 같은 스트레스 호르몬의 분비를 감소시키는 역할을 한다. 또한 병균을 막는 항체인 인터페론감마의 분비를 증가시켜 바이러스에 대한 저항력을 키워주며, 통증을 진정시키는 엔도르핀의 분비를 돕는다.

인간의 자율신경은 교감신경과 부교감신경의 길항상태에서 조절되고 있다. 교감신경은 사람이 흥분한 상태에서 작용하는 신경이며 부교감신경은 안정을 담당하는 신경이다. 이 자율신경이 우리 몸에 있는 세포들을 지배하는데 백혈구도 포함된다. 교감신경이 우위에 놓이면 백혈구의 과립구가 증가하고, 부교감신경이 우위에 놓이면 백혈구의 림프구가 증가한다. 다시 말해 자율신경과 백혈구 사이에 상관관계가 존재한다는 것이다. 이렇듯 우리 몸의 세포와 백혈구가 자율신경의 지배를 받는 것은 우리 몸의 보다 좋은 조건과 컨디션을 유지하기 위해서다.

반대로 면역력이 떨어지는 이유는 고령이나 에이즈 바이러스, 항암제 사용, 영양 결핍 등 다양한데 그중에서도 마음의 평화가 깨지는 것이 가장 치명적이다. 인체가 만성적인 스트레스에 시달리게 되면 콩팥 옆의 부신에서 스트레스를 이겨내기 위해 아드레날린이나 코르티솔 같은 호르몬을 분비하기 때문이다.

인간이 일생 동안 한 번도 화를 내지 않고 살 수는 없는 일이다. 신은 인간에게 기쁨과 행복을 주는 만큼 분노와 불행도 함께 배정해주었기 때문이다. 누차 말했듯이 웃음은 여러 가지 득을 가져다주지만, 화는 영락없이 해를 가져다준다.

미국의 엘머 게이츠 박사는 화를 내고 있는 사람, 슬픔과 고통에 빠져 있는 사람, 후회로 괴로워하고 있는 사람, 기뻐하는 사람이 토해내는 숨을 각각 채취해 조사한 결과 우울하거나 화를 낼 때 몸속에서 독소가 만들어진다는 사실을 알아냈다. 또한 기쁠 때 분비되는 각성 호르몬과 엔도르핀은 몸의 노화를 방지하고 활력을 준다는 사실도 밝혀냈다.

⑤ 웃으면 힘이 세진다

힘이 비슷한 사람끼리 팔씨름을 시켜본 후 진 사람에게 '박장대소'와 '요절복통'으로 웃게 해보자. 이때 혼자서 잘 하지 않으면 리더를 따라 웃게 한다. 그리고 다시 상대방과 팔씨름을 시키면 쉽게 이길 수 있다. 이는 웃는 강도에 따라 힘이 10~20% 정도 세어지기 때문이다. 특히 복부중심으로 웃게 해야 효과가 커진다.

옛날 군대의 장수들을 보면 적장들과 싸울 때 맨 먼저 사용했던 무기가 호탕한 웃음이었다. "하하하, 가소롭다. 너희들이 우리를 넘봐! 우하하하하"하며 한바탕 큰 웃음소리로 상대방의 정신을 빼놓고 기선을 잡았다고 한다.

이와 같은 맥락으로 오링 실험이 있다. 먼저 두 사람이 가위바위보를 한다. 진 사람은 엄지와 검지를 사용해 고리를 만들어 손끝에 힘을 주며 버틴다. 이긴 사람은 그 고리를 자기 손가락으로 풀어본다. 대부분의 고리가 쉽게 풀릴 것이다. 간혹 힘이 센 상대방을 만나게 되면 최선을 다해 그 고리의 느낌만 파악한다. 그런 후 고리를 만들었던 사람은 리더를 따라 크게 박장대소하며 요절복통 웃는다. 그리고 다시 상대방에게 고리를 풀어보라고 하면 대부분이 풀지 못할 것이다. 이유는 힘이 증가했기 때문이다.

⑥ 웃음은 뇌의 집중력을 향상시킨다

인간이 하루에 섭취하는 열량의 1/4은 뇌에서 사용된다. 뇌는 몸무게의 2%밖에 차지하지 않지만 뇌가 사용하는 산소의 양은 전체 사용량의 20%에 이른다. 또한 뇌는 우리가 섭취한 음식물의 20%를 소모하고 전체 피의 15%를 사용한다. 한바탕 웃고 나면 뇌 속에 알파파가 증가해 집중력과 기억력, 기민성이 향상되며 산소공급이 두 배로 증가해 머리가 좋아지며 자신감이 생겨난다.

⑦ 웃음은 작업의 능률을 향상시킨다

웃음은 뇌 속의 알파파를 증진시켜 기억력과 집중력을 향상시키므로 직장에서의 작업능률도 높아진다. 1996년 캐나다의 캐드릭 펜위크는 웃음이 직장의 작업능률을 향상시켜줄 뿐만 아니라 스트레스 레벨을 줄여주고, 권태와 무력감을 예방한다는 사실을 이론적으로 밝혀낸 바 있다. 그에 따르면 구성원 간의 의사소통이 원활해지고 창의력이 향상되며, 15%의 사기진작 효과와 40%의 생산성 증가 효과가 나타나 자신감도 높아졌다고 한다.

웃음의 효능에 대한 여러 사례들

- 웃음에 관한 국제학술회의가 스위스 바젤에서 열렸는데, 이 회의에서 독일의 정신과 의사 미하엘 티체 박사는 이렇게 발표했다.
"웃음은 스트레스를 진정시키고, 혈압을 낮추며, 혈액순환을 개선하고, 면역체계와 소화기관을 안정시킨다. 웃을 때 통증을 진정시키는 호르몬이 분비되기 때문이다."

- 혼자 웃을 때보다 여럿이 함께 웃으면 33배의 효과가 있다. 잘 웃으면 8년을 더 살 수 있으며, 늘 감사하고 칭찬하고 긍정적인 사고방식을 갖고 있다면 6년이 젊어진다고 한다.

- 여자가 남자보다 7.1년을 더 사는 이유는 여자가 더 자주 웃기 때문이라고 한다. 얼굴이 굳어 있거나 깊은 고민에 빠지는 사람은 수명이 짧다.

- 웃으면 알파파가 증가하고 머리로의 산소공급이 2배 증가하므로 기억력과 집중력이 높아진다. 대개 어린이는 7분, 중학생은 10분, 성인은 15분 이상 집중하기 힘들다고 하는데, 웃으면 집중력이 높아진다는 보고가 있다.

웃음의 신체적 효과

유쾌한 웃음은 동서고금을 막론하고 건강과 행복의 상징으로 여겨져왔다. 한방에서는 이를 칠정(七情)이라고 하는데, 감정에 따라 인체 기(氣) 흐름이 달라진다는 말이다. 웃음으로 인해서 생기는 감정이 기의 흐름을 부드럽게 만들 수 있다는 것이다. 이미 밝혀진 웃음의 생리적 효과는 뇌하수체에서 엔도르핀을 생성해 자연적으로 진통효과를 높여준다는 것과 동맥이 이완되어 혈액순환을 좋게 하고 혈압을 낮추는 것, 스트레스와 분노, 긴장을 완화시켜 심장마비와 같은 돌연사를 예방하는 것, 면역력을 높여 감기와 같은 감염질환은 물론 암이나 성인병에 대한 저항력을 높이는 것 등 수도 없이 많다.

웃음 속에 희로애락이 다 들어 있기는 하지만 진정한 웃음은 기쁨과 즐거움을 표현하는 소리 내서 웃는 웃음이다. 웃거나 웃지 않거나 하는 문제는 간단한 표정의 차이에 머물지 않고 건강과 매우 밀접한 관계가 있다는 사실을 알아야 한다.

웃음은 자신감과 열정의 표현이고 리더십의 완성이다. 이러한 주장을 뒷받침

해주는 재미있는 실험 한 가지가 있다. 자신감이 있는 뇌와 소극적인 뇌를 동시에 촬영해봤더니 자신감이 있는 뇌에 비해 소극적인 뇌의 활성화율이 20%나 적게 나왔다고 한다. 웃음이 자신감, 사랑, 아름다움, 성공, 건강, 리더십 등을 배가시킬 수 있는 가장 훌륭한 프로그램이라는 것을 증명해준 것이다. 웃음이 이렇게 놀라운 효과와 능력을 지녔다고 해서 도구, 장소, 예산, 기법 등의 까다로운 조건을 전제로 하는 것도 아니다. 그저 웃을 수 있는 마음가짐만 있으면 되는 것이다.

① 웃음은 심장, 혈관에 도움이 된다

혈액이 우리 몸을 완전히 한 바퀴 도는 데에는 46초가 걸린다고 한다. 인간의 혈관은 한 줄로 이으면 약 11만 km가 되는데 지구를 2.5번이나 감을 수 있는 길이다. 웃으면 혈류량이 증가하는데 그로 인해 혈관이 청소가 돼 성인병 예방에 도움이 된다. 또한 잘 웃는 사람은 만성피로를 줄일 수 있으며 심장병에 걸릴 확률도 훨씬 적어진다.

② 웃음은 기관지, 폐에 도움이 된다

들숨을 쉴 때는 반드시 코로 쉬며 산소를 가슴에 반만 채운다고 생각한다. 날숨을 쉴 때는 반드시 입으로 내뱉으면서 '하하하' 하고 웃는다. 그렇게 해야만 스트레스 호르몬인 코르티솔을 억제하고 신선한 공기가 폐 속 깊은 곳까지 공급되어 나쁜 공기를 내보내고 깨끗한 공기로 순환될 수 있다. 뿐만 아니라 소리를 크게 지르며 웃으면 가슴이 후련해짐을 느낄 수 있는데 이 또한 스트레스를 쉽게 해소시키는 방법이다.

③ 웃음은 위, 간, 대장, 소화기관에 도움이 된다

웃음은 인터페론감마의 분비를 촉진시켜 바이러스에 대한 저항력을 높임으로써 각종 소화기 암을 예방, 치료하는 효과가 있으며 소화기관을 안정시킨다. 크게 웃으면 심리적 안정감을 느끼게 되며 내장운동, 전신운동을 통해 소화작용도 원활해진다.

④ 웃음은 근육, 뼈에 도움이 된다

박장대소와 요절복통으로 크게 한 번 웃으면 온몸이 요동친다. 이렇게 15초만 웃어도 윗몸일으키기를 25회 한 것과 같은 운동효과를 얻을 수 있다. 손뼉을 크게 치며 발을 동동 구르면서 웃는 웃음은 신체 각 부위를 자극해주므로 건강에 좋다.

⑤ 웃음은 오장육부에 도움이 된다

오장은 간장, 심장, 비장, 폐장, 신장을 말하며 육부는 대장, 소장, 쓸개, 위, 삼초(三焦), 방광을 말한다. 장(臟)은 내부가 충실한 것, 부(腑)는 반대로 공허한 기관을 가리킨다. 삼초는 상초, 중초, 하초로 나뉘는데 각각 호흡기관, 소화기관, 비뇨생식기관을 가리킨다. 옛날에는 오장육부(五藏六府)라고 썼으나 후세에 육월편(肉月偏)을 붙여서 오장육부(五臟六腑)라고 썼다. 장(藏)과 부(府)는 창고라는 뜻이다. 박장대소와 요절복통은 오장육부를 원활하게 움직이도록 해준다.

Tip 웃음이 인체에 미치는 5가지 영향

1. 혈액을 맑게 한다.

    웃으면 NK세포가 활성화되고 면역기능이 강화되며 콜레스테롤과 중성지방 수치가 감소한다.

2. 폐에 산소를 공급한다.

    신선한 공기가 신경조직을 이완시켜 폐 속 깊은 곳까지 산소가 공급되어 나쁜 공기를 내보내고 깨끗한 공기로 순환시킨다.

3. 요통과 디스크, 류머티즘, 관절염에 효과가 있다.

    웃을 때 나오는 호르몬은 통증을 억제하고 근육의 발달을 돕는다.

4. 위, 간, 대장, 소화기관을 튼튼하게 한다.

    인터페론감마의 분비를 촉진시켜 바이러스에 대한 저항력을 증가시키고 각종 소화기 암을 예방, 치료하는 효과가 있다.

5. 심장을 강화시킨다.

    스트레스 호르몬을 억제시켜 고혈압을 진정시키고 혈당을 정상치로 유지하는 역할을 한다.

웃음의 사회적 효과

윌리엄 제임스는 "행복하기 때문에 웃는 것이 아니라 웃기 때문에 행복하다"라고 말했다. 또 미국 스탠포드 의대 교수 윌리엄 프라이 박사는 "웃음은 전염된다. 웃음은 감염된다. 이 둘은 당신의 건강에 좋다"라고 했다.

인간은 누구나 웃는 능력을 가지고 있으며 웃는 행위는 인간의 본능 중 하나다. 다만 많이 웃는 사람과 조금 웃는 사람이 있을 뿐이다. 요즈음 웃음치료가 직장, 학교, 병원 등으로 점차 확산되고 있는데 그 가치는 돈으로 환산할 수 없을 만큼이다. 웃음은 공장 없이, 원료 없이 공장을 돌리는 애국기업이다. 한 사람 한 사람이 모두 이 공장의 주인이 되는 셈이다. 그러니 웃을 수 있는 사람은, 웃을 마음의 준비가 되어 있는 사람은 얼마나 큰 부자인가 말이다.

옛날부터 우리나라는 자주 웃는 사람을 두고 '실속이 없다', '허파에 바람이 들어갔다', '헤프다' 등의 표현을 쓰며 부당하게 폄하하는 편이었다. 그렇지만 웃음은 자신의 건강은 물론 타인에게까지 기쁨과 활력을 불어넣어 마침내 밝고 명랑한 사회를 만드는 데 큰 도움을 준다.

웃음은 사회생활과 인간관계에서 다음과 같은 역할을 해낸다.

① 친화 작용

긴장을 풀고 서로 동등한 입장에 서서 웃음을 나누면 한결 부드러운 사이가 될 수 있다. 첫 대면인 상대와 마주 보고 회의를 할 때도 처음에 누군가가 웃기고 나면 그때까지의 긴장이 단숨에 풀리면서 친밀감이 생겨난다. 싸우다가도 한편에서 웃어버리면 싸움이 성립되지 않는다. 웃음은 싸움의 포기이자 화해를 의미하므로 더 이상 싸울 의미가 없어지는 것이다.

인간관계가 순조로우면 자연히 웃음도 나오고 대화도 부드럽다. 그러나 살다 보면 그 반대인 경우도 많은데, 사실 이런 때야말로 웃음을 창출하려는 노력이 필요하다.

'웃음은 삶의 윤활유' 라는 말이 있다. 일상생활을 하다 보면 그다지 마음 내키지 않는 사람들과도 대화를 나누거나 관계를 유지해야 되는 경우가 있는데, 웃음은 그럴 때 더욱 효과적이다.

② 유인 작용

웃음이 있는 곳에는 자연히 많은 사람이 모이기 마련이다. 재미있는 듯 보이면 '뭘까?' 하고 그 무리에 다가가고, 가능하면 슬그머니 그 속에서 어울리고 싶어지는 것이 인지상정이다.

일본에서는 어느 기업이나 신입사원 연수과정에서 반드시 웃음의 중요성을 설명한다고 한다. 이것은 대인관계에서 웃음 띤 얼굴이 얼마나 중요한가에 중점을 둔 정책이라 하겠다.

재미있는 일이 없는데 어떻게 웃을 수 있느냐고 묻는 사람이라면 대인관련 업무에는 부적합하다. 대학을 졸업하고도 취직하기 어렵다는 요즘에 아무런 연고도 없고 뛰어난 성적도 아닌데 취직됐다는 사람을 만나보면 그가 가진

해맑은 미소 때문임을 알게 되는 경우가 있다. 인상 좋은 웃음에는 상대방을 끌어당기는 힘이 있기 때문이다.

③ 해방 작용

어떤 대학의 한 교수가 너무나 권위적인 나머지 학생들은 그 앞에만 가면 완전히 얼어붙어 말조차 더듬거렸다. 그러던 어느 날 교수가 교단에서 '뽕' 하고 방귀를 뀌었다. 강의를 듣던 모든 학생들의 횡경막이 크게 자극을 받았음은 물론이다. 이후로 학생들은 속박에서 풀려난 듯 가벼운 마음으로 교수를 만날 수 있게 됐다. 그렇다고 엄격한 교수라고 생각하던 그 생각이 변한 것은 아니다. 다만 웃음으로 해서 불필요한 장막이 없어졌을 뿐이다.

웃음이란 공연스레 일어나기도 한다. 또 필요하다면 살짝 웃는 얼굴을 지을 수도 있고, 갑자기 '와하하하' 하고 웃기 시작할 수도 있다.
한 자리에 모인 사람들이 동시에 웃자고 약속을 하고 동시에 억지웃음이나마 웃다 보면 억지웃음을 짓는 사람의 표정이 우스워 이번에는 진짜 웃음이 터진다. 그것이 우습다고 또 웃고, 또 웃고…. 이렇듯 웃음에는 강력한 전염성이 있다. 그래서 주위 사람들까지 즐거운 기분으로 전환시켜주므로 인간관계가 원만해진다.

Tip 유머와 질병 치료

레이먼드 A. 뮤디 박사는 유머를 질병치료에 응용한 사람이다. 그는 "단순히 환자를 웃기는 데 그치지 않고 인생을 유머러스한 관점에서 볼 수 있도록 의사가 도와야 한다. 이것이야말로 궁극적으로 가장 가치 있는 요법이라 할 날들이 다가오고 있다"고 말했다.

그는 자신의 임상치료에서 다음과 같은 결론을 얻었다.

- 유머는 자신의 문제를 긍정적인 시각에서 파악하는 것을 가능케 한다. 중증의 우울병 환자가 스스로를 익살스럽게 볼 수 있게 된 이후로 우울병에서 탈출할 수 있었다.

- 유머는 통증을 덜어주는 마취 작용을 한다. 무의식중의 긴장 때문에 늘 두통을 호소하던 사람에게 유머러스한 자극을 주었더니 웃기 시작했고, 그와 함께 통증을 느끼던 부분의 긴장이 풀어져 통증이 가벼워졌다.

- 유머는 의사와 환자 사이의 커뮤니케이션을 확립시키고 또한 회복시켜준다.

- 유머란 환자로 하여금 살아야겠다는 의지를 준다.

Natural Stress Treatment

Chapter 7_
스트레스에 맞서기

실패와 스트레스는 다르다

발명왕 에디슨이 수도 없는 실패를 통해 위대한 발명가가 됐음은 잘 알려진 사실이다. 그가 백열등의 필라멘트를 발명할 때의 일화를 보자. 연구에서 자꾸만 실패를 거듭하자 어느 날 조수가 이렇게 탄식했다.

"선생님, 벌써 90가지의 재료로 실험을 해봤지만 모두 실패했습니다. 필라멘트를 발명한다는 것은 불가능한 일인 것 같습니다. 그만 중지하는 것이 어떻겠습니까?"

그랬더니 에디슨은 이렇게 말했다.

"무슨 소리야? 자네는 그것을 왜 실패로 생각하나? 이봐, 우린 실패한 게 아니라네. 안 되는 재료가 무엇인가를 90가지나 알아낸 거지."

그 후로도 계속 이어진 연구에서 그들은 드디어 성공했다. 연구를 시작한 지 13개월째 2,400번째 실험에서였다. 그러니까 조수가 불평을 한 뒤에도 무려 2,310번이나 더 실패를 거듭한 후의 일이다. 끊임없이 반복되는 실패에서도 좌절하지 않고 포기하지 않은 채 자신의 신념을 굳게 믿었다는 것, 이것이 에디슨을 수세기에 걸친 위대한 발명가로 만든 요인이 아닐까.

"물에 빠졌다고 다 익사하는 것은 아니다. 다만 일찍 포기하는 사람만이 죽을 것이요, 살겠다고 발버둥치는 사람은 살아남을 수 있다."

이 말은 성공한 사람들에게서 자주 들을 수 있고 누구나 공감하는 말이다. 하지만 정작 자신이 실패했다고 인정했을 때 의연하게 대처할 수 있는 사람은 몇 안 된다.

그러나 한번 눈여겨보라. 세계적인 부호들은 모두 다 한두 번씩의 좌절과 실패를 딛고 일어선 뼈아픈 경험의 소유자들이다. 실패했다고 그냥 주저앉아 있었다면 성공이란 불가능했을 것이다. 그들은 말한다. 실패했을 때일수록 더욱 태연한 모습을 잃지 말고 담력을 가질 것이며 유연한 화술을 갖춰야 한다고.

현실은 냉정하다. 인간관계에서는 특히 겉으로 드러난 모습으로 상대를 평가하기 마련이므로 대범한 태도를 취하지 않으면 상대방은 무언가 이득이 없는 줄 알고 회피해버리거나 그것을 약점으로 덤터기를 씌우려 든다.

종로에서 귀금속상을 하던 B씨는 어느 날 백화점에 납품을 하러 가다가 가방을 통째로 도둑맞고 말았다. 누군가 계획적으로 그를 미행하다가 저지른 범행으로 추정됐다. 그 가방 속에는 3억 원 상당의 귀금속과 현금이 들어 있었다. 이 사건으로 그의 사업은 끝장나고 당장 빈털터리가 되어야 할 형편이었다.

그러나 그는 사건 다음날 태연히 가게에 나타났다. 오히려 안절부절 못하는 직원들을 도닥이며 말했다.

"우리가 여기서 주저앉으면 다시는 일어설 수 없지 않겠습니까? 게다가 우리를 믿고 물건을 맡긴 고객들 문제부터 해결해주어야지요."

도둑맞은 가방 속에는 수리나 재가공을 위해 고객들이 맡긴 귀금속도 상당량

들어 있었던 것이다. 그는 먼저 단골 고객들에게 일일이 전화를 걸었다.

"지금 당장 잃어버린 물건을 보상해드릴 수는 없지만 반드시 저의 모든 것을 바쳐서라도 손해가 가지 않도록 해드리겠습니다."

그의 간곡한 말에 고객들은 위로와 격려를 보내며 그를 전적으로 신뢰해주었다. 그날 이후 거래처에서는 물건을 외상으로 대주었으며 직원들도 묵묵히 따라주었다. 소문을 듣고서 새로 거래를 맺고자 하는 고객들이 줄을 이었다. B씨는 마침내 보석 가공 공장까지 차리고 자체 상표를 내건 대기업 사장이 됐다.

1930년경 샌프란시스코의 금광에서는 많은 황금이 나왔다. 이 황금을 캐려고 몰려드는 사람들로 인해 갑자기 도시가 생겨나고, 그 사람들이 먹고 자는 천막집이 수없이 늘어나 산기슭이 커다란 천막촌으로 변해갔다. 그 덕분에 천막의 천을 생산하던 스트라우스는 많은 돈을 벌었다.

그러던 중 한 사람이 찾아와 군납을 알선할 테니 군대에서 사용할 천막 10만 개를 제작해달라고 주문했다. 스트라우스는 그 제의를 수락하고서 곧 대량 생산을 시작했다. 직공을 늘려 밤낮으로 제작한 결과 3개월 만에 약속받은 전량을 생산할 수 있었다. 그런데 문제가 생겨 군대에 납품을 못하게 되어버렸다. 스트라우스는 졸지에 빚더미에 앉게 되었고 너무도 절망스러워 자살이라도 하고 싶은 심정이었다.

그러던 중 홧김에 술집을 찾아간 스트라우스는 거기서 광부들이 해진 바지를 꿰매고 있는 광경을 목격했다.

"쯧쯧, 엊그제 사 입은 바지가 이 모양이니."

"글쎄 말이야! 좀 튼튼한 바지는 없나?"

순간 스트라우스는 무릎을 탁 쳤다.

'그렇지. 우리 천막은 질겨서 잘 떨어지지 않을 거 아닌가!'
이렇게 해서 탄생한 청바지는 이후 젊음을 상징하는 하나의 코드로 자리 잡았다. 궁지에서 얻은 소중한 아이디어였다. 아무리 어려운 상황에 처했더라도 유연한 사고를 할 수 있다면 전화위복의 계기로 만들 수 있는 것이다.

소설가 서머셋 모옴이 무명의 젊은 시절에 한 권의 책을 출판하게 됐다. 그러나 출판사에서는 비용이 많이 든다는 이유로 광고를 하지 않았다. 모처럼 만들어낸 책이 잘 팔리지 않자 모옴은 고민이 많아졌다. 오랜 노력 끝에 완성된 책이 많은 사람에게 읽혀질 기회를 갖지 못하는 것은 작가로서 여간 괴로운 일이 아니었기 때문이다.
'내가 쓴 책이 많이 팔리게 하려면 광고를 해야 돼. 광고비를 가장 적게 들여서 가장 크게 효과를 거둘 수 있는 기발한 방법을 찾아야 할 텐데…'
그러던 어느 날 모옴은 원고를 쓰다 무엇에 놀란 사람처럼 벌떡 일어나 소리쳤다.
"바로 이거야!"
모옴은 그 길로 당장 신문사로 달려갔다.
"무슨 일로 오셨습니까?"
"구혼 광고를 낼까 해서 왔습니다. 이제 나이가 차 결혼하려는데 마땅한 여자가 있어야지요. 그래서 광고를 내볼까 합니다. 가능할까요?"
"당연히 가능하죠. 광고비만 내신다면 어려울 것 하나 없습니다."
신문사 직원은 재미있다는 듯 웃으며 종이를 건네주었다.
"그럼 내용을 여기에 적어주십시오."
모옴은 광고 문구를 적어 직원에게 주었다. 그는 자못 흥미롭다는 표정으로 내용을 읽었다.

'마음 착한 여성을 찾습니다. 나는 스포츠와 음악을 좋아하고 성격이 비교적 온화한 백만장자입니다. 내가 바라는 여성은 서머셋 모옴이 쓴 소설의 여주 인공과 닮은 사람입니다. 자신이 그 여주인공과 닮았다고 생각되는 분은 즉 시 연락해주십시오. 나는 꼭 그러한 여성과 결혼하기를 원하고 있습니다.'

"어때요? 괜찮습니까?"

"아주 재밌는 광고입니다. 효과가 어떨지 기대가 큰데요."

"그럼 내일 꼭 실어주십시오."

모옴은 신문사 직원에게 몇 번이고 다짐을 받고서야 집으로 돌아왔다.

다음날 아침 모옴이 의뢰한 광고가 신문에 실렸다. 그러자 책방에서는 모옴 의 책이 날개 돋친 듯 팔려나갔다. 광고가 실린 지 일주일이 채 못 되어 소설 은 다 팔렸고 그는 일약 스타가 됐다.

실패를 패배라 인정하지 않을 수 있는 사람은 신념을 가진 사람이다. 신념을 가진 사람은 일반적으로 아이디어가 풍부하다. 그럴 수밖에 없는 것이 항상 자신의 목표에 몰두하고 불필요한 일에 신경 쓰지 않으며 언제 어느 때나 한 가지 일에 집중하는 경향이 있기 때문이다. 때문에 스트레스 상황에서도 얼 마든지 아이디어를 창출할 수 있다.

부드러움이 스트레스를 이긴다

노자의 〈도덕경〉에 '부드러운 것은 강한 것을 이긴다'는 말이 나온다. 누구를 이기려고 하면 이기려고 하는 그 생각에서부터 이미 사고가 경직된다. 이기적으로 계산하고 적대시하며 상대를 눌러버리고 싶다는 욕망으로 가득 차 부정적인 마음 상태가 된다.

하지만 진정한 신념이 있는 사람은 언제 어디서나, 어느 경우에서라도 부드럽기 마련이다. 누가 뭐라 하든 자신의 의지대로 나아가기 때문에 욕망에 눈이 어두워 스스로를 스트레스 속으로 밀어넣는 상황을 자초하지 않는다. 결코 상대방과 언쟁하는 일도 없으며 언쟁할 필요조차 없다. 상대방이 설사 나와 생각이 다르다 해도 그 자체를 인정해주고 자신은 자신의 길을 걸어가고자 하는 마음이 마련되어 있기 때문이다.

신념이 강한 사람은 여유가 있기 때문에 매사 조급하게 일을 처리하여 일을 그르치지 않는다. 역사적인 위인들에게서 또한 어떤 일 앞에서도 여유를 잃지 않는 자세를 엿볼 수 있다.

이집트의 나세르 대통령은 부드러움이 강함을 이긴다는 법칙을 누구보다 효율적으로 활용해 나라를 구한 인물이다. 1956년 영국과 프랑스, 이스라엘의 공격을 받았을 때 나세르는 수에즈 운하를 봉쇄하는 결정을 내렸다. 이는 국가적으로 상당한 수입을 잃어버리는 결과를 초래했다. 이때 그는 상대국들을 향해 만일 자신을 지원하지 않는다면 이집트는 멸망할 것이고 그것은 세계평화에 커다란 재앙이 될 것이라고 선언했다.

그러자 적국이던 이스라엘을 포함해 전 세계가 그를 지원했다. 자신의 무력함을 선언한 정권에 대해 무력을 행사할 나라는 어디에도 없었던 것이다. 나세르는 대단한 설득력은 없었지만 부드러움의 힘을 잘 알고 있었던 사람으로 보인다.

세계 5대 성인의 한 사람인 마하트마 간디 역시 여러 면에서 칭송받고 있는데 그중에서도 여유로운 마음자세는 가히 존경할 만한 경지라 할 수 있다. 그가 인도의 여러 지방으로 강연을 다닐 때의 일이다. 하루 종일 바쁜 일정에 쫓기다 보니 어느새 다른 지방으로 가야 할 시간이 임박해 있었다. 간디는 수행원들과 함께 기차를 타기 위해 급히 역으로 달렸다. 역에 도착했을 때 열차는 막 출발을 하려고 움직이던 참이었다. 그들은 다행히 기차에 올라타 안도의 한숨을 내쉬었다. 그런데 그때 간디가 외마디소리를 질렀다.

"앗, 내 신발이!"

너무 급히 오르다가 발이 걸리면서 신발 한 짝이 벗겨지고 만 것이다.

"어쩌지?"

수행원들은 차창 밖으로 고개를 내밀며 멀어져가는 신발을 바라볼 수밖에 없었다. 그 순간 간디가 나머지 신발을 재빨리 벗어서 창밖으로 내던졌다. 수행원 중 한 명이 물었다.

"선생님, 이제 맨발로 다니시렵니까?"

그러자 간디는 미소를 지으며 말했다.

"어느 가난한 사람이 신발 한 짝을 줍는다면 주변을 열심히 찾아볼 것이 아니겠소? 만일 아무리 찾아도 다른 한 짝이 없을 때 그가 얼마나 상심하겠소?"

이렇게 간디는 생활 속에서 순간적인 재치를 발휘하곤 했다. 또한 자신이 가진 것은 없어도 있는 것 중에서나마 남에게 베풀기를 좋아했다.

소크라테스는 철학자로서의 명성뿐 아니라 지독한 악처 때문에 곤혹을 치른 것으로 유명하다. 그런데 실제 소크라테스는 그렇게 불행하지는 않았던 것으로 보인다. 그 한 가지 예를 보자.

어느 날 소크라테스가 책을 읽고 있는데 갑자기 심한 욕설과 함께 머리 위로 물이 쏟아졌다. 깜짝 놀란 소크라테스의 반응은 어땠을까? 그는 책에서 천천히 눈을 떼더니 껄껄 웃으며 이렇게 말했다고 한다.

"어허, 천둥이 요란하더니 마침내 소낙비가 쏟아지는구먼."

그는 악처와 맞서 싸우지 않고 가벼운 재치로 웃어넘겼던 것이다. 이때 제자들이 몰려와서 스승을 안타까이 바라보며 물었다.

"스승님, 남자는 꼭 결혼을 해야 합니까?"

그러자 소크라테스는 웃으며 대답했다.

"결혼은 반드시 해야지. 좋은 아내를 얻으면 행복할 것이고 나쁜 아내를 얻으면 철학자가 될 테니. 모름지기 훌륭한 수부는 바다에서 사나운 파도와 싸워봐야 하고, 훌륭한 기수는 성질 사나운 말을 택하는 법. 사나운 아내를 잘 달랠 수 있는 사람이라면 다른 어떤 사람이라도 훌륭하게 상대할 수 있지 않겠는가?"

과연 대철학자다운 면모가 아닐 수 없다. 자신의 현재 상황을 비관하기보다는 그 자체를 받아들이고 여유롭게 즐기는 마음자세야말로 위인다운 신념에서 비롯된다.

우리나라의 위인 가운데 3·1운동에 직접 참여하면서 민족주의적이고 민주적인 기독교 정신을 깨우친 함석헌 선생의 여유도 본받을 만하다.

그는 모교인 오산학교에서 학생들을 가르쳤다. 어느 날 문제 교사로 지목된 사람이 있어 학생들이 교무실로 쳐들어왔다. 다른 교사들은 모두 도망을 갔는데, 오직 함 선생만이 고개를 숙인 채 눈을 감고 있었다.

"저 선생의 자세로 보아 틀림없이 문제 교사다."

그러면서 학생들은 그를 마구 때렸다. 그런데 나중에 보니 함 선생은 아무 잘못이 없다는 것 아닌가. 사실이 밝혀지자 학생들은 몰려와 용서를 빌었다.

"그런데 왜 선생님은 눈을 감은 채 고개를 숙이고 계셨습니까?"

당시 선생님의 태도에 의아해했던 학생이 묻자 그는 웃으면서 이렇게 대답하는 것이었다.

"내가 만일 눈을 뜨고 맞았다면 내 제자들 가운데 누가 나를 때렸는지를 알게 될 것 아닌가? 그렇게 되면 내가 어떻게 강단에 설 것이며, 나를 때린 제자가 어떻게 나를 쳐다보겠는가?"

이런 여유 있는 모습으로 재치를 발휘한 선생님을 보고 수많은 학생들이 고개 숙여 존경심을 표현했다.

유머감각을 키워라

2005년 온라인 취업포털 '사람인'에서 직장인 500명을 대상으로 "직장생활의 성공에서 유머감각이 영향을 미친다고 생각하는가?"라는 설문을 실시한 결과, 전체의 85.8%가 '그렇다'고 대답했다. 연령별로 보면 20대는 83.8%, 30대는 89.5%, 40대 이상은 81.4% 순으로 나타났다.

"현재 자신의 유머감각은 얼마나 되는가?"라는 질문에는 '평균 정도는 된다'가 44%로 가장 높았고, '다소 떨어진다' 24.2%, '꽤 있는 편이다' 21.4%, '형편없다' 5.4%, '매우 뛰어나다' 5% 순으로 답했다.

또한 "유머감각이 뛰어나 실력에 비해 과대평가를 받고 있는 직장 동료가 있는가?"라는 질문에는 41%가 '있다'고 답했다. 반면 자신이 우수하나 유머감각이 떨어져 직장생활에서 손해를 보고 있다고 생각하는 응답자도 26.3%나 됐다.

위에서 보듯 최근 직장인들 사이에서는 유머감각이 곧바로 성공 여부를 결정짓는 '비장의 무기'로까지 인식되고 있다. 이제는 가정, 학교, 직장, 단체 등

사회 전반에 유머가 깊이 뿌리내리고 있으며, 유머감각은 곧 경쟁력으로 이어지고 있다. 아무리 아이디어가 뛰어나고 제품이 우수해도 고객에 대한 유머 서비스가 갖춰지지 않는다면 그 기업의 미래는 밝지 못하다.

웃음은 바로 호감과 협력을 의미하기 때문이다. 다른 사람의 웃음을 쉽게 끌어낼 수 있는 사람은 그만큼 매사에 협력과 지지를 쉽게 얻어낸다. 유머는 곧 설득력이기도 하다. 뛰어난 정치인일수록 유머감각도 뛰어나다. 따라서 비즈니스맨은 물론 적극적으로 자신의 삶을 헤쳐나가고 싶은 사람이라면 유머감각을 키우는 것을 성공의 필수요건으로 삼아야 한다.

인간은 웃는다. 그러나 그 웃음의 정도는 개인에 따라 다양하다. 하루 종일 입을 벌리고 있는 것처럼 생각될 정도로 웃음이 헤픈 사람이 있는 반면 지나치게 웃음이 없는 사람도 있다. 웬만한 일에는 근육조차 움직이지 않으며, 웃지 않고는 배길 수 없는 경우에도 근육이 경련을 일으키는 것 같은 표정으로 겨우 입술만 움직이는 정도의 웃음을 짓는 사람들도 의외로 많다.

물론 웃을 수 없는 상황에 놓여 있다면 웃을 수가 없다. 그러나 근본적으로 웃음이 부족한 사람은 혹시 무엇인가 심각한 사정이 있는가, 아니면 건강이 좋지 않은가 하는 주위의 걱정을 듣게 된다. 또 이와는 반대로 지나치게 웃음이 헤프면 어딘가 모자라고 점잖지 못한 사람으로 취급받기 일쑤다. 그러므로 적재적소에서 웃을 줄 알고, 상황에 맞게 웃길 줄 아는 지혜가 필요하다.

하지만 도저히 웃을 수 없는 상황에서도 웃음을 만들어내고 웃음을 유발시키는 사람이야말로 진정한 '유머맨'이라 할 수 있다. 어떤 어려움 속에서도 웃고, 슬픔과 고통 중에서도 웃을 수 있는 사람이 되자.

갓난아기는 배가 부르거나 불편한 것이 없으면 방긋 웃으며 만족을 표시한다. 누가 가르쳐주지 않았는데도 웃을 줄 알고, 이것을 본 어른들은 기뻐한다. 아기의 웃음을 보려고 어른들은 그 앞에서 모든 체면을 잊고 애를 쓴다. 아기는 이런 경험들을 통해서 웃음에서 나오는 쾌감을 서서히 알아간다.

웃음의 싹을 키워라. 건강한 싹이 자라 훌륭한 나무가 되듯이, 웃음을 시작하려는 사람들에게 무안을 주거나 비난을 해서는 안 된다.

웃음에 무관심한 가정에서는 아기의 싱싱한 웃음도 오래가지 못한다. 아기의 재롱에 익숙해진 가족들은 이내 시들해져서 더 이상 웃음을 창출하려 하지 않는다. 마찬가지다. 직장생활에서, 인간관계에서 이제 막 웃음을 시작하려는 사람들, 웃음을 배우고 실천하려 하는 사람들은 이제 막 태어난 아기와 같다. 건강하고 해맑은 웃음을 조금씩 조금씩 키워나가라.

영화배우이자 유머작가였던 윌 로저스가 한 호텔의 식당에서 식사를 할 때 일이다. 그가 즐겨 먹던 수프에서 파리가 발견되자, 웨이터를 불러 말했다.

"여보게, 내 수프에 파리가 빠져 죽어가고 있네."

당황한 웨이터는 주방장을 불러왔다.

"이 죄송스러운 일을 어떻게 처리해드려야 기분이 풀리시겠습니까?"

로저스는 싱긋 웃으며 대답했다.

"다음부터는 내 수프 속에 파리를 넣을 때 수영을 가르쳐놓거나, 구명대를 반드시 입혀주게나."

유명한 배우 오티스 스키너가 공연하는 연극에 늘씬한 패션모델들이 떼를 지어 관람하러 왔다. 연극이 상연되는 동안 모델들은 저희들끼리 쑥덕거리며 잡담을 늘어놓았다. 때문에 배우들로서는 주의가 산만해지고 대사가 헷갈려 여간 신경이 쓰이는 게 아니었다.

연극이 끝나고 분장실로 돌아오니 그 아가씨들이 역시 떼로 몰려 스키너를 만나려고 찾아왔다.

"어머, 스키너 씨. 너무 감동적인 연극이었어요. 하지만 이 극장의 음향효과가 좋지 않아서 이따금 대사가 들리지 않더군요."

그러자 스키너가 어깨를 으쓱하며 말했다.

"그래요? 참 이상하군요. 아가씨들의 잡담은 아무런 지장 없이 무대에까지 잘 들리던데요."

마을에서 제일가는 부잣집이 있었는데, 그 집에서는 1년 내내 단 한 번도 웃음소리가 들리는 일이 없었다. 그러나 그 집 사랑채인 머슴방에서는 매일 밤 웃음이 새어나왔다.

"저렇게 굶주리고 보잘것없는 것들이 뭐가 저리 좋아 웃을까?"

궁금해하던 부자 내외가 창문으로 들여다보니, 머슴 내외는 어린 아이의 재롱에 정신을 잃고 웃고 있는 게 아닌가.

다음날 부자는 머슴을 불러 아이를 데려오라고 했다. 그런데 아이는 아무리 먹을 것을 주고 좋은 옷을 입히고 돈을 주어도 웃지 않았다. 부자 내외는 아이를 웃겨보려고 방바닥을 기어다니며 애를 썼으나 허사였다. 이불을 둘러쓰고 춤도 춰보였다. 그러나 아이는 겁을 내며 오히려 울음을 터뜨리고 말았다. 마침내 탈진한 부자가 머슴을 불렀다. 아이는 부모를 보자 방긋 웃으며 어미 품에 덥석 안겼다. 이 광경을 본 부자는 그때서야 깨닫게 됐다. 그래서 이튿날부터는 저녁이 되면 머슴방으로 건너가 그 아이와 함께 즐거운 시간을 보냈다고 한다.

어느 형제가 이웃에서 가정을 이루고 살고 있었다. 그런데 동생 집에서는 식구들의 웃음이 그칠 날이 없이 단란한 생활을 하고 있었지만, 형의 집에서는 1년 내내 냉기만 감돌 뿐이었다. 이에 형이 그 까닭을 알고자 하여 동생을 불렀다.

"너희 집에선 무슨 재미있는 일이 있기에 그렇게 웃음이 그칠 날이 없니?"

"예, 형님. 그것은 제가 입고 있는 바지를 보면 아실 것입니다."

형이 동생의 바지를 보니 바짓단이 발목보다 훨씬 위로 올라가 있었다.

"그 짧은 바지가 어떻다는 것이냐?"

"아하하하, 그게 말이지요. 사실인즉 이렇습니다."

동생은 형에게 그 연유를 설명했다.

"제가 시장에서 바지를 하나 사다가 아내에게 주면서 조금 줄여놓으라고 했지요. 그런데 아내가 그 바지를 놓아두고 잠시 부엌에 있는 동안 큰딸아이가 제 에미의 일을 대신해 바지를 줄여놓았죠. 이번엔 둘째 딸이 이미 제 언니가 바지를 줄여놓은 것도 모르고 또 줄여놓았지요. 그러다가 제 에미가 와서 딸년들이 바지를 줄여놓은 것도 모르고 또 줄여버렸지 뭡니까? 이러니 서로 쳐다보면서 웃을 수밖에요."

동생의 말을 들은 형은 그제야 동생의 집에 웃음이 그칠 날이 없는 이유를 알게 됐다. 그래서 그 길로 시장에 가서 일부러 바지를 큰 걸로 사가지고 와 아내에게 바지를 줄여놓으라고 했다.

이튿날 그는 어제 사다놓은 바지를 가져오도록 했다. 그리고 찬찬히 살펴보았으나 줄인 흔적은커녕 누가 손을 댔다는 표시 하나 없었다. 이에 화가 난 형은 화를 벌컥 내며 아내에게 물었다.

"이봐, 임자! 바지를 줄여놓도록 일렀거늘 이게 어떻게 된 일이오?"

"아니 이거! 얘, 큰애야. 너 아버지 바지 좀 줄여놓으라고 했는데 어떻게 된 일이냐?"

아내는 큰딸을 나무랐다. 큰딸은 꾸중을 듣고서 이내 제 동생을 불러 화를 냈다.

"너 어제 이 바지 좀 줄이라고 했는데 어떻게 된 거야?"

그러자 동생은 지지 않고 말했다.

"그 바지를 왜 내가 줄여야 하지?"

이 모습을 지켜본 형은 자기 집에서 왜 그렇게 냉기가 도는지를 깨달았다.

자, 이제 웃음이 어떠한 역할을 하는가를 알게 됐을 것이다.

"유머감각이 없는 사람은 스프링이 없는 마차와 같다. 길 위의 모든 조약돌마다 삐걱거린다."

헨리 워드 비처의 말이다. 화를 내는 일이나 웃는 것은 쉽지만, 남을 웃기기는 어렵다. 웃음이란 웃기려는 사람만의 노력만으로 성립되는 것이 아니기 때문이다.

결과를 받아들여라

인간의 정신은 극한의 위기에 의해 손상되더라도 다시 스스로를 재생시키는 놀라운 힘을 발휘한다. 미국 36대 대통령 린든 존슨이 사망했을 때의 일이다. 조문을 갔던 기자 한 명은 미망인이 미소를 지으며 고객들을 맞이하는 것에 경탄을 금치 못했다고 회고한 적이 있다. 당시 존슨 부인은 이렇게 말했다고 한다.

"슬픔은 일종의 마취효과를 지니고 있어요. 어느 때에는 슬픈 일이 무언지도 잊어버리게 되죠."

실제로 슬픔은 그 자체가 마취효과를 갖고 있다. 그래서 그 상황에 대해 정리하고 맡은 바를 하게 하며, 삶을 이어나가게 해준다.

또 이런 일이 있었다. 미국 캔자스 시에 있는 하얏트 리젠시 호텔의 마천루가 무너져 133명의 사상자를 내는 참사가 발생했다. 사고가 일어난 직후 생존자들은 식욕을 상실하고 주의집중이 어려워졌으며, 불면증과 피로 등의 증상을 호소했다. 또 그 재해를 반복해서 연상한다든가, 같은 꿈과 악몽을 되풀이한다든가, 소음에 대한 초과민 반응, 머리 위의 물체에 대한 근심, 분노, 죄책감 등을 겪었다.

그런데 많은 사람들에게서 이런 증상들 중 대부분이 1년 후쯤에는 사라졌다. 물론 몇몇 사람에게는 한정적으로 남아 있기도 했지만 대다수가 위기 단계를 넘기고 정신건강을 되찾아 삶을 유지하고 있다.

극한 상황을 치른 대부분의 피해자들은 몇 시간 만에, 며칠 만에, 심지어 상처가 있은 지 몇 개월 만에 그들의 삶에 다시 질서를 부여하려고 투쟁한다. 사실 그들은 심리적 보금자리에 토대를 다시 세우려고 노력하는 것이다. 이것저것 결심을 하고, 맡은 바 책임에 충실하고, 미래에 대한 계획을 설계하기도 한다.

그러나 이것이 과연 완벽한 부활일까? 심리학자 지그문트 프로이트가 말한 대로 '슬픔의 잔재'는 마음속에 그대로 남아 있기 쉽다. 비슷한 상황으로 다음의 예를 들 수 있다.

전투기의 승무원은 비행 중에는 완벽한 규율에 따라 움직인다. 그러나 일단 지상에 착륙하면 갑자기 긴장이 풀리면서 일정 시간 다른 행동을 보인다. 어떤 사람들은 신경질적이고 난폭해지는가 하면, 어떤 사람들은 조용하고 의기소침해진다고 한다.

마찬가지로 군인들도 적군의 수용소에 오래 감금되어 있는 경우 견딜 수 없는 조건에서도 높은 군기(軍紀)를 지탱한다. 그러나 일단 고국으로 돌아오면 종종 선의는 사라지고 서로 불신하고 심지어 배신했다는 비난을 서로에게 퍼붓는다고 한다. 이는 각기 나름대로 과거의 고난에 맞서 이겨내려는 투쟁이라고 볼 수 있는데, 때때로 불행하게도 옛 친구를 희생시키는 대가를 치르기도 한다.

여기에 한 가지 열쇠가 있다. 슬픔을 이겨내는 사람은 신념의 힘이 남달랐던 것이다. 오랫동안 슬픔의 잔재를 간직하고 인생을 우울하고 병약하게 살아가는 사람은 그에 비해 신념이 부족함을 나타내는 것이라 해석할 수 있다. 결과적으로 어떤 슬픔과 고난 속에서도 자신의 마음자세를 어떻게 하느냐에 따라 상황이 달라진다는 말이다.

교통사고로 눈이 멀게 된 한 젊은 여자가 그녀의 친구들을 당혹케 했다.

"너는 눈이 멀어가고 있는데도 어떻게 그토록 평화로워 보일 수가 있니?"

"그건 간단해."

그녀는 대답했다.

"나는 결과를 받아들이는 법을 배웠지. 그것이 무엇이든 말이야."

이것을 흔히 사람들은 정신력 또는 강인한 의지라고 말한다. 하지만 이것은 결코 선천적인 것이 아니며, 몇몇 사람들에게만 한정된 얘기가 아니다.

스트레스를 이기는 대원칙은 무엇보다 '수용'이다. 즉, 현재 당면한 스트레스 상황을 인정하고 받아들이라는 말이다. 현재 내가 어떤 처지에 있고, 어떤 문제가 있으며, 어떤 상황인지를 눈으로 보듯 정확히 알고 인정하는 자세가 스트레스를 이기는 첫 번째 관문이다.

인생에 '예' 라고 답하라

심리분석가 에릭 에릭슨은 행복의 결정요소 중 하나는 '생을 믿느냐 안 믿느냐' 에 달려있다고 했다. 이것은 태어나자마자 시작해 우리가 죽는 날까지 거듭 직면하게 되는 문제다.

출생의 순간 어린 아기는 낯선 환경 속으로 밀어내어진다. 그리고 수분 이내에 아기는 세상이 호의적인 곳인지 아니면 적대적인 곳인지에 대한 메시지들을 연달아 받게 된다. 대부분의 아기들은 안심을 한다. 얼러지고 포근하게 안기면서 여기는 좋은 세상이라는 것을 확인한다.

그러나 아기는 자라면서 생에 대한 근본적인 태도를 다시 평가해야 할 새로운 상황들을 계속해서 만나게 된다. 어린 아이들은 서로 시험하고 괴롭힌다. 어른이 되면 동료나 애인으로부터 거절 당하거나 고통받는다. 또 직업전선에서 자신의 역할을 발견하기 위해 투쟁해야 한다.

이러한 도전들이 만족스럽게 해결되면 그는 생이란 참 좋은 것이고, 믿을 수 있는 것이라는 사실을 재차 확인하게 된다. 그러나 인생의 과정에서 한두 번의 좌절, 아니 그보다 여러 번의 좌절이 닥치지 않는 경우는 있을 수 없다. 그때 사람들은 뒷걸음질을 치게 된다. 태어나던 순간 최초의 위기에 다시 직면하는 것이다.

바로 이 시점에서 선택해야 한다. 인생에 대해 어떻게 반응할 것인가? 수용? 이해? 사랑? 희망? 신뢰? 결과적으로 견뎌 남은 사람들은 인생의 긍정적인 면에 기댄 이들이다.

열일곱 해 동안 씩씩하게 자라던 아들을 암으로 잃은 아버지는 극도의 절망적인 시간들을 견딘 후 이렇게 말했다.

"내게 전환점이 된 것은, 제프가 태어나지도 않았으면 좋았으리라는 것이 아니라 17년이라는 좋은 시간을 살다가 간 것이 훨씬 더 나았다는 걸 이해한 순간이었습니다. 우리가 함께 보냈던 그 모든 행복했던 시절들을 다시 긍정하기 시작했지요. 나는 내가 사기를 당했다는 느낌에서 벗어났습니다."

이처럼 '인생은 신뢰할 수 있는 것'이라는 사실을 다시 긍정할 때 비로소 진지한 치유가 시작된다.

망막 분리 수술을 앞둔 500명의 환자들을 대상으로 놀랄 만한 연구가 행해졌다. 이 실험의 조사자는 다음의 것을 알고자 했다. 그 환자들은 자기 자신과 망막의 분리, 수술 그리고 의사와 병원의 상황을 어떻게 이해하는가? 그리고 이 세상이 망막 분리와 같은 병이 일어날 수 있는 곳이라는 사실을 어떻게 받아들이는 것일까? 과연 그들은 인생에 대해 '예'라고 답할 것인가, '아니오'라고 할 것인가?

환자들의 응답은 두 부류로 나눌 수 있었다. 받아들이는 사람과 그렇지 않은 사람. 이들에 대한 수술 결과는 놀라운 것이었다.

수용하는 데 있어서 높은 점수를 나타낸 환자들은 자기 눈에 가해진 손상에 대해 어느 정도 겁을 먹고는 있었지만 치료하는 데 필요한 것이라면 무엇이든 하겠다는 의지를 보였다. 그들은 의사를 믿었고 수술의 성과에 대해서도 낙관적이었다. 그들은 만일 수술이 성공하지 못한다 해도 그 상황을 잘 견뎌 나갈 수 있다며 자신들의 능력을 믿고 있었다. 이 그룹은 자비를 구하지도 않았다. 단지 곤란한 소식들에 맞설 힘과 그날 무슨 일이 일어나든 받아들일 수 있는 은총을 바라며 기도할 뿐이었다.

이에 반해 극단적인 반대편은 수용에 있어서 낮은 점수를 기록한 사람들로, 자신의 시력 손상에 대해 지나치게 겁을 먹고 온통 근심에 가득 차 있었다. 이 그룹은 의사를 믿지 못하고 수술의 성과에 대해서도 비관적이었다. 자신의 시력을 영원히 잃어버릴지 모른다는 생각으로 절망하고 있었으며 병원 사람들에게 화를 냈고 늘 뾰로통하고 분노에 차 있었다.

그 결과 높은 수용력을 가진 환자들은 빨리 회복됐으나, 낮은 수용력을 가진 사람들은 느리게 치유됐거나 아니면 전혀 회복되지 않았다.

이 연구 결과는 무엇을 의미할까? 병에 걸리면 사람들은 으레 의학적인 사실과 치료에만 집중할 뿐 환자 자신의 모습에는 별로 신경을 쓰지 않는다. 본인뿐 아니라 주위에서도 아프니까 그러려니 하고 화를 내거나 짜증을 내도 당연하게 생각한다. 그러나 어떻게 마음먹느냐, 어떤 생각을 하느냐에 따라 치료 결과가 달라지며 때로는 기적을 낳기도 한다는 사실이 이 연구를 통해 밝혀진 것이다.

당신의 인생이 좋은 방향으로 가기를 원한다면 가장 먼저 그것에 '예' 라고 대답하라.

비전을 가져라

스트레스를 받고 있는 상황에서는 정확한 판단이나 현명한 결단을 내리기가 힘들어진다. 때문에 자신의 욕구가 무엇인지를 알아내는 일이 시급하다는 사실을 알지라도 그렇게 하지 못하는 것이다.

하지만 비전이 있다면 스트레스에 지배되지 않을뿐더러 성공과 행복도 절로 따라오게 되어 있다. 비전이라 해서 단순하게 성공 좀 해봤으면, 행복하게 살았으면, 아름다운 연애를 해봤으면 하는 식으로 막연하게 생각해서는 안 된다. 비전은 구체적인 형태와 세밀한 계획으로 뒷받침되어야 한다.

우선 당신 마음속에 심리적으로 이상적인 상태를 그려보라. 그 다음 이렇게 자문해보라.

- 나는 지금 무엇을 향해 걸어가고 있는가?
- 나의 결승점은 어디인가?
- 내가 정말 갈구하는 것을 눈앞에 그릴 수 있는가?
- 만약 그 성공이 금전으로 계산할 수 있는 것이라면 그것의 가치는 얼마나

될까?

● 만일 어떤 일에 대해서 목적을 가졌다면 그 목표를 명시할 수 있는가?

이런 등등의 구체적인 자문이 필요하다. 거기에 대한 대답이 오늘 이후 당신의 전 생애를 결정하는 전환점이 될 것이다.

언뜻 보기에 위의 질문들은 답하기 어렵지 않아 보인다. 그런데 유감스럽게도 많은 사람들이 이렇게 가장 중요하고 기초적인 사항을 그냥 지나쳐버리고 있다. 대개는 성공하고 싶어하면서도 구체적인 것을 물으면 애매모호한 답을 할 뿐이다. 쉽게 표현하면 이렇다.

'오늘 태양이 떠오르니까 내일도 떠오르겠지.'

'비가 오고 눈이 오는 건 하늘의 일이지 내가 상관할 바 아니잖아.'

'매일 똑같은 일이니까 오늘도 변함없이 똑같은 일을 하면 되지, 뭐.'

의외로 성공과 행복을 원하는 많은 사람들이 하루하루를 거저 주어지는 것처럼 생각한다. 치열한 노력이 필요하다는 점을 간과하고 그렇게 되었으면 좋겠다는 막연한 희망만 갖는 것이다. 마치 물에 떠내려가는 코르크 마개와 같이 살아가는 건 아닌지, 물결이 치는 대로 여기저기 방황하면서 누군가 건져주기만 기대하는 건 아닌지 반성해 볼 일이다.

위인들의 전기를 읽어보면 그들은 이미 어린 시절에 자기 일생의 목표를 세워놓았음을 발견할 수 있다. 맥밀런 전 영국 수상은 열 살도 안 되어 수상이 될 것을 결심했으며, 일부러 다우닝 가 1번지 수상 관저에서 사진을 찍은 일도 있었다고 한다. 일본의 아케다 수상도 학창 시절에 수상이 될 것을 확고히 결정했다고 한다.

인생의 목표를 세우고 그 목표를 위해 달리는 것이 승리를 빨리 얻는 방법이다. 대사업가나 세계적인 건축 기술자, 위대한 예술가, 훌륭한 교육자 등 목표는 무엇이라도 좋다. 직업에는 귀천이 없으므로 자신이 가장 좋아하고 자신에게 가장 적합한 분야이기만 하면 된다. 자신의 개성과 특성, 소질 등을 심사숙고해 가장 최적의 분야를 선택하는 것이 성공에 이르는 빠른 길이다.

당신은 지금 새로운 직업을 구할 수도 있고, 훌륭한 프로젝트를 계획할 수도 있다. 새 집을 마련하려 할 수도 있고, 그렇지 않으면 단 한 켤레의 운동화를 바랄 수도 있다. 무엇이 되었든 원하는 것에 대한 확실하고 강력한 목표를 설정하는 것이 필요하다.

자신이 무엇을 원하고 있는가에 대해 명확한 답변을 할 수 있게 되었다면 어디로 나갈 것인가를 결정하라. 그리고 그 목표를 확실하게 눈앞에 그려라.

신념으로 무장하라

"내가 원하는 일은 반드시 이뤄질 것이다."

"나는 반드시 나의 목표를 이루고야 말리라."

"나에게는 그 일을 완수할 힘이 있다."

이렇게 믿고 있다면 당신은 이미 스트레스의 영역 밖에 있는 것이다.

세계적으로 성공한 사람들은 말한다. 내 자신이 할 수 있다는 자신감을 가지고, 마치 목표가 이루어진 듯 마음속에 수도 없이 그려보았다고.

꿈과 희망, 목표를 이루기 위해서는 그 어떤 과정이나 준비보다 우선되는 것이 바로 그 일을 해내겠다는 강력한 의지, 곧 신념이다. 이 신념의 힘에 대해서는 수세기에 걸쳐서 영웅과 위인, 학자, 예술가, 성공한 수많은 갑부들이 증언한 바와 같다. 각계각층에서 성공을 일궈낸 사람들에게서 볼 수 있는 중요한 공통점은 다름 아닌 뚜렷한 신념이다.

그들은 흔히 '불굴의 의지'라고 표현하는 남다른 의지로 신체적 결함이나 불우함을 딛고 누구도 예상하지 못한 성공과 부(富)를 이뤄 명예와 존경의 대상이 됐다. 여기서 그 불굴의 의지, 보통 사람과는 차별되는 그 의지가 바로 신념이다. 신념이란 곧 사람의 마음속에 있는 잠재의식이요, 어떤 일을 향해 고정된 뚜렷하고도 선명한 이미지다.

이와 같은 신념이 있으면 누가 뭐라 해도 자기가 가고자 하는 길을 향해 망설임 없이 돌진할 수 있다. 반드시 꼭 이루고야 말리라는 자신만의 믿음으로, 흔들리지 않는 자세로 나아가는 것이다. 신념은 보이지는 않지만 언제나 사람의 내면에서 외부로 향한 모든 것을 통제하는 잠재의식이며, 사람의 모든 행동력과 창조력, 추진력, 정신력을 좌우하는 요인이다.

신념은 단 한마디의 말 혹은 한두 마디의 대화, 때로는 그에 수반되는 눈짓 등에 의해서도 곧바로 뇌에서 활동을 시작한다. 커다란 재난이나 위기상황이 닥쳤을 경우, 즉각 결단을 내릴 수 있도록 도와주는 잠재의식 또한 평소 그 사람의 신념의 정도에 따라 크게 달라진다. 신념은 인생을 살아가면서 부닥치게 되는 수많은 좌절과 고난의 상황에서도 지지 않고 목표를 향해 나아가게 하는 힘이 된다.

이런 신념의 힘을 키울 수 있는 구체적인 방법 중 하나는 우선 깊이 생각하는 것이다. 여러 가지 착잡하고 모순된 생각들을 자신의 의식에서 모조리 몰아냈을 때 잠재의식은 비로소 활동을 시작한다. 이 잠재의식을 활용하는 가장 유효한 방법은 상상력을 발휘해 자신이 바라는 목표가 마치 실제로 이뤄진 것처럼 완전히 이미지화하는 것이다.

또 자신이 지금 바라는 구체적인 희망사항들을 가장 소망하는 순서대로 번호를 매겨서 적어본다. 그리고 매일같이 그 소망들이 이뤄질 것이라는 확신을 갖는다. 반드시 실현될 것이며 나는 반드시 이뤄낼 것이라는 생각을 매일 다져간다. 또한 목표가 달성된 후 행복해하는 자신의 모습을 그려보는 것이다. 신념이란 자신이 그렇게 되리라고, 그렇게 할 수 있다고 굳게 믿는 것이다.

너무도 쉬운 방법인 동시에, 그만큼 강력한 순도의 믿음이어야 하기 때문에 불가능한 것처럼 여겨지기도 한다. 그러나 마음과 목표는 어느 쪽이든 당신이 선택한 방향으로 움직이게 되어 있다는 사실을 잊으면 안 된다.

클로드 브리스톨은 이렇게 말했다.

"당신의 배가 암초에 부딪쳐 바위가 많은 바닷가 물결 속으로 휩쓸려 들어갔다고 하자. 그때 이제는 끝이라고 생각하면 당신은 그것으로 끝이다. 그러나 그때 갑자기 살고 싶다는 생각을 한다. 그러고는 어떻게든 이 난관을 뚫고 살아나갈 수 있다는 적극적인 용기가 솟았다고 하자. 그러면 당신은 살아나게 된다. 느낌은 곧 신념으로 바뀌고, 그 신념과 함께 어디선가 당신을 구하는 힘이 나오게 되는 것이다."

굳은 신념은 우리 마음속에서 스트레스를 제거해줄 뿐만 아니라 스트레스가 아예 싹트지 않도록 막아주는 힘이 있다.

러시아 페테르부르크의 한 처형장에서 20여 명의 청년 사형수들이 집행을 기다리고 있었다. 이들은 페트라세프스키 회원으로, 당시 차르 체제에 반항해 혁명을 모의한 죄목이었다. 대문호 도스토예프스키도 그 대열 안에 있었다.

교수대 위의 검찰관이 판결문을 낭독하고, 뒤따라 십자가를 손에 든 사제가 검찰관을 대신해 참회를 권유했다. 참회한 사람은 단 한 사람뿐 나머지는 십자가에 키스를 했다.

집행관들은 먼저 앞의 세 명에게 수의를 입히고 눈을 가린 후 십자가 말뚝에 그들을 묶었다. 도스토예프스키는 뒤에서 차례를 기다리고 있었다. 장교에게 인솔된 1소대의 병력이 한 줄로 늘어서 십자가를 향해 일제히 총을 겨누고 있었다.

바로 그때 장교가 흰 손수건을 높이 쳐들었다. 황제의 자비령에 따라 갑자기

처형이 중단되고 죄인들은 살아남았다. 도스토예프스키는 4년간을 일개 병졸로 시베리아에서 근무해야 한다는 언도가 내려졌다. 도스토예프스키는 교수대 위에 직접 올라가지는 않았다. 하지만 죽음을 바로 목전에 두었던 충격은 그에게 어두운 그림자를 드리웠다.

그 후 시베리아에서의 생활은 사형 집행을 기다리는 순간에 못지않은 괴로운 시간의 연속이었다. 물질적인 곤궁, 신경 발작, 류머티즘, 위장병과 온갖 질병 그리고 인간에 대한 그리움에 시달렸다. 훗날 그는 이때의 상황을 '글로는 표현할 수 없는 끝없는 괴로움'이라고 표현했다.

그럼에도 불구하고 도스토예프스키는 이 고난의 시간을 인간의 내면에 잠재한 깊은 모순을 통찰하는 귀중한 체험으로 승화시켰다. 그리고 훗날 이 체험이 그의 작품의 모태가 됐다. 그는 유형 생활을 통해 영원히 풀리지 않는 모순, 즉 사랑과 미움, 선과 악, 신앙과 욕망의 대립을 발견했던 것이다.

어떤 어려움이나 고난을 당했을 때 좌절하고 낙담한 나머지 현실에 순응은 할지라도 미래에 대한 희망과 목표를 상실하는 경우가 많다. 그저 습관적으로 하루를 살아가며 내일에 대한 아무런 계획조차 세우지 않는 것이다. 그러나 실로 위대한 사람들은 그런 때의 경험을 소중히 여기고 마음속의 굳은 신념으로 어려움을 이겨냈으며, 그것을 또 다른 약진의 발판으로 삼는다.

Chapter 8

스트레스를 이겨낸 사람들

만델라의 건강 비법

남아프리카공화국이 영국의 지배를 받을 때 독립운동을 하다가 26년간 감옥
생활을 한 넬슨 만델라. 그는 젊은 시절부터 감옥에 갇혀 백발이 희끗희끗해
서야 풀려 나왔지만, 사람들의 예상과는 달리 매우 건강해 보였다.

그는 자서전을 통해 자신의 건강 비법에 대해 이렇게 이야기했다.

"감옥에서 죄수들에게 주어지는 중노동을 하러 나갈 때마다 모두 원망스러운
마음으로 끌려갔지만 나는 좁은 감옥보다는 넓은 자연으로 나간다는 즐거움
에 오히려 그 시간이 기다려졌다. 힘겨운 노동으로 몸은 비록 고됐지만 푸른
하늘을 보고 새소리를 들으며 기쁜 마음으로 일했다. 남들이 감방 안에서 좌
절과 분노를 삭이지 못하고 있을 때, 나는 감방 뒤뜰에서 채소를 가꾸며 새
생명의 신비를 기쁨으로 삼고 26년을 보냈다."

고통을 즐거움으로 바꾸는 지혜, 분노를 삭이는 재치와 여유로움이 바로 만
델라의 건강 비결이었다. 마침내 그는 흑인으로서는 역사상 최초의 대통령이
됐다.

헨리 포드와 동전 한 닢

뉴욕의 어느 백화점에 세계적인 갑부 포드가 방문했을 때 일이다. 엘리베이터에서 일하던 소년은 이 갑부에게 최대의 서비스를 보여주기 위해 나름대로 애를 쓰고 있었다. 그 모습을 대견하게 생각한 포드가 팁으로 동전 한 닢을 주었다.

자기로서는 최대의 서비스를 했다고 생각했는데 겨우 동전 한 닢이라니, 소년은 적잖게 실망했다. 그래서 돈을 도로 건네주며 정중히 거절했다.

"감사합니다만 이 정도의 돈은 저에게도 있습니다. 도로 가져가십시오."

이때 포드가 소년에게 뼈 있는 한마디를 던졌다.

"그래? 겨우 동전 하나라서 거절한다면 안 받아도 좋다. 하지만 너는 언젠가 이 동전 한 닢 때문에 눈물 흘릴 일이 있을 것이다."

마치 예언 같은 이 말 한마디가 소년의 인생을 바꾸어놓았다.

그 후 수십 년이 지났을 때 소년은 손꼽히는 사업가로 성장해 있었다. 사람들이 그에게 성공 비결을 묻자 그는 이렇게 대답했다.

"제가 성공할 수 있었던 것은 소년 시절 백화점에서 일할 때 포드 사장이 내게 들려준 한마디 덕분이었습니다. 그분의 말씀을 늘 생각하며 동전 한 닢 때문에 눈물 흘리는 일이 없도록 하기 위해 피나는 노력을 거듭해왔습니다."

바보였던 천재, 뉴턴

근대 이론과학의 선구자 뉴턴은 어머니의 뱃속에서, 즉 태어나기도 전에 아버지를 여의었다. 그 후 어머니마저 재혼해 그는 할머니 손에서 자라게 됐다. 소년 시절 그는 몸집도 작고 허약했으며 학교 성적도 꼴찌에서 1, 2등이었다. 아이들은 그를 놀려댔고 선생님도 그를 바보로 여겼다. 그래서 그는 자기의 머리가 나쁘다고 생각하게 됐다.

그러던 어느 날 뉴턴은 사소한 일로 같은 반 공부 잘하는 아이와 말다툼을 하게 됐다. 그 아이는 자기가 잘못했음에도 불구하고 "바보인 주제에 무슨 잔소리야!"라며 뉴턴의 옆구리를 발로 찼다. 뉴턴은 분해서 그와 맞붙어 싸웠지만 워낙 허약해서 이길 수가 없었다.

그날 밤 뉴턴은 한잠도 자지 못하고 분해서 눈물을 흘렸다.

'머리가 나쁜 사람의 말은 옳은 말이라도 믿어주는 사람이 없구나. 나는 정말 바보일까? 나는 내 스스로 바보라고 생각하고 지금까지 한 번도 열심히 공부해본 적이 없었다. 체력으로나 공부로나 남에게 지지 않도록 열심히 노력해

보자.'

그 뒤 뉴턴은 딴 사람이 된 것처럼 열심히 공부했다. 그러자 머지않아 놀랄 만큼 성적이 좋아졌다.

'나는 바보가 아니었어. 무슨 일이든지 노력하면 된다!'

뉴턴은 용기와 자신감을 얻어 더욱 노력하여 위대한 과학자가 됐다. 훗날 영국 케임브리지대에 있는 뉴턴의 기념비에는 이런 글이 새겨졌다.

'그 천재, 인류를 뛰어넘었다. 그러나 뉴턴은 결코 천재로 태어난 것은 아니었다.'

인간의 정신력은 무한한 힘을 지니고 있다. 어떠한 시련도 강한 정신력과 포기하지 않는 노력 앞에서는 끝내 극복된다. 다만 노력하지 않고 쉽게 좌절하고 포기하기 때문에 시련이 가혹한 것이다.

자신의 마음을 굳게 믿는 신념의 힘은 누구나가 노력으로써 가능한 일이기 때문이다. 그 신념이 커다란 위력을 발휘하기까지 단 한 가지 차이점은 내가 그것을 믿느냐, 믿지 않느냐에 있다.

좌절에서 재기한 정주영 회장

미국의 희극인 봅 호프는 이런 말을 했다.

"나는 웃음의 능력을 보아왔다. 웃음은 거의 참을 수 없는 슬픔을 참을 수 있는 어떤 것으로, 더 나아가 희망적인 것으로 바꾸어줄 수 있다."

현대그룹 정주영 회장과 관련해 이런 일화가 있다. 정 회장은 내세울 만한 학력도 없고, 변변히 물려받은 재산도 없이 타향에서 오직 자기 몸 하나를 밑천으로 삼아 세계적인 기업가로 성공한 인물이다. 정 회장이 막노동을 하며 어렵사리 살아가던 청년 시절의 일이다. 그는 한 푼이라도 아끼고픈 마음에 방을 얻지 않고 노동자 합숙소에서 생활하고 있었다. 그 합숙소의 시설은 너무 낡아서 벽의 틈이 벌어져 있었고, 그 틈 사이로 빈대들이 경쟁이라도 하듯 우글거리고 있었다.

빈대들은 밤이 되면 잠자고 있는 정 회장에게 달려들었다. 그래서 매일같이 빈대를 잡고 또 잡았지만 굶주린 빈대를 당해내진 못했다. 기진맥진한 정 회장은 한쪽에 밀쳐놓은 기다란 나무상 위에 신문지를 깔고서 그 위에 누워 잠을 청했다. 그러나 빈대들은 아랑곳하지 않고 상다리를 타고 올라와 괴롭혀 댔다.

정 회장은 견디다 못해 한 가지 꾀를 냈다. 세숫대야 네 개를 구해다가 상다리 밑에 깔고 물을 담아놓았다. 기어오르던 빈대들이 물에 빠져죽게 되리라 예상한 것이었다.

'이제야 됐군.'

정 회장은 쾌재를 부르며 마음 놓고 잠자리에 들었다. 그러나 그것도 잠시뿐, 자정이 넘자 빈대들이 또 극성을 부리기 시작했다.

잠이 깬 정 회장이 불을 켜고 세숫대야를 살펴보니 빈대들은 단 한 마리도 빠져죽지 않았다. 대신 이번에는 아예 벽을 타고 천장으로 올라가 공중낙하를 하여 공격해오는 것이 아닌가.

순간, 그는 무릎을 탁 치면서 외쳤다.

"그래! 바로 저거야. 목표를 향해서 저토록 끈질기게 노력하는 빈대들을 보라!"

정 회장은 빈대를 보고 깊은 교훈을 깨닫고서 이후 더욱 노력하게 됐으며 일취월장하여 마침내 거대한 기업의 주인이 될 수 있었다.

허를 찌르는 링컨의 유머

미국 대통령의 취임연설이나 기자회견을 TV에서 지켜보면 곧잘 웃음이 터져 나온다. 선진국일수록 유머가 얼마나 일반화됐는지를 알 수 있다. 한 예로 포드 대통령이 취임연설에서 "난 포드지 링컨이 아닙니다"라고 했다는 이야기는 유명하다. 포드는 대중차량을 의미하고, 링컨은 고급차량을 의미함과 함께 과거의 링컨 대통령과도 연관시킨 말이다. 듣고 보면 웃지 않을 수 없다.

아이젠하워 대통령과 함께 출마했던 듀이는 변호사 출신인데 너무 머리가 굳어 10년간이나 조크를 공부한 다음 대통령 후보로 나섰다고 할 정도다. 이렇듯 선진국에서는 유머를 '반드시 갖춰야 하는 것'으로 간주한다.

미국에 건너간 일본의 모 장관이 만찬 후의 연설에서 30분간 전혀 청중을 웃기지 않고 원고를 읽었을 때, 미국인 기자가 "소화가 안 된다. 이것은 일종의 범죄행위다"라고 평했다는 사실은 너무나도 유명한 일화다.

링컨의 유머에 대한 일화는 무궁무진한데 그 안에는 허를 찌르는 기발함이 담겨 있다. 유머감각에서는 가히 최고의 고수라 할 정도.

미국의 상원의원들은 대부분 명문 귀족 출신이었다. 그런데 16대 대통령으로 당선된 링컨의 아버지는 신발 만드는 직공이었다. 의원들은 명문가의 아들인 자기들이 신발 제조공의 아들 밑에서 일을 한다는 것 자체가 매우 자존심 깎이는 일이라고 여겨 불쾌해했다.

어느 날 링컨이 상원의원들을 상대로 연설을 하려 할 때, 거만하게 보이는 한 의원이 일어나 말했다.

"당신은 대통령으로 당선됐지만 신발 제조공의 아들이라는 사실을 절대 잊지 마시오. 당신 아버지는 우리 가족의 신발을 만들기 위해 가끔 우리 집에 왔었소. 내가 지금 신고 있는 신발도 당신 아버지가 만든 것이라오."

그러자 여기저기서 킥킥거리며 웃음이 새어나왔다.

링컨은 잠시 그대로 서 있었다. 그의 눈에서는 눈물이 가득 고였다. 하지만 모욕을 당했다는 부끄러움의 눈물은 아니었다.

"감사드립니다, 의원님! 덕분에 한동안 잊고 지내던 아버지의 얼굴을 생각하게 됐습니다. 오랜만에 아버지에 대한 고마움을 다시 느끼고 그분을 추억하게 됐습니다…."

이렇게 한참 동안 진지한 태도와 감동어린 목소리로 이야기를 하던 링컨 대통령은 비로소 손수건을 꺼내 두 눈에 고인 눈물을 닦았다.

대부분의 의원들도 고개를 숙이고 있었고 방청석에서는 흐느끼는 소리까지 들려왔다. 구두 제조공이었던 아버지를 그토록 당당하게 자랑하는 링컨의 용기와 재치는 상원의원들의 폐부를 찔렀을 뿐 아니라 크나큰 감동을 안겨주었던 것이다.

링컨의 변호사 시절 이야기다. 한 청년이 강도 혐의로 재판을 받는데 링컨이 그의 변호를 맡게 됐다.

"피고 어머니의 증언에 의하면 피고는 이 세상에 태어난 후 한 번도 자기 농장을 떠나본 적이 없다고 합니다. 출생 이후 줄곧 농장의 일만 해왔다는 것이지요. 그러한 피고가 멀리 떨어진 객지에 가서 강도짓을 했다는 건 상식적으로 믿어지지 않는 일입니다."

이렇게 링컨의 열띤 변호가 끝나자 검사가 말했다.

"지금 링컨 변호사의 말에 의하면 피고는 출생 이후 한 번도 농장을 떠난 일 없이 줄곧 농장 일만 해왔다고 하는데, 그렇다면 피고가 어렸을 때에는 도대체 농장에서 무슨 일을 했다는 겁니까?"

검사는 치사하게도 '출생 이후 줄곧'이라는 말 한마디를 꼬투리 삼아 늘어졌다. 링컨은 비열한 검사의 트집에 화가 치밀었다. 그래서 즉각적으로 응수했다.

"그야 피고는 출생하자마자 바로 젖 짜는 일을 했지요. 소의 젖이 아니라 어머니의 젖을 말이죠."

방청석은 물론 판사도 터지는 웃음을 참지 못했다. 그날 재판에서 링컨의 변호는 승리하여 피고는 무죄 판결을 받았다.

기발한 유머감각의 소유자, 백남준

성공한 많은 사람들은 위기일발의 순간에도 유머를 즐겼다. 눈물과 좌절을 맛본 찰나에 한마디 유머로 자신을 달래고 다시금 일어서는 꿋꿋한 의지를 보였다. 이렇게 유머를 습관화하면 장례식장에서까지 폭소가 터진다. 그 예를 보자. 비디오 아티스트 백남준 씨의 장례식은 그야말로 유머의 극치를 보여줬다.

미국 뉴욕에서 세계적인 인사들이 참석한 가운데 치러진 이날 장례식에서 사회를 맡은 백남준 씨의 조카 하쿠다 씨는 "고인은 결코 평범한 장례식을 원하지 않을 것"이라 말하며, 옆 사람의 넥타이를 자르는 퍼포먼스를 제안했다.

조문객들은 일제히 웃음을 터뜨리며 마치 게임을 즐기듯 즐거운 분위기로 옆 사람의 넥타이를 자르기 시작했다.

그는 이어 고인과의 추억을 이야기했다.

"삼촌과 백악관엘 갔었지요. 그런데 휠체어에 타고 있던 삼촌이 클린턴 대통령 앞에서 일어서는 순간 외치는 소리가 들렸습니다. '켄, 내 바지가 내려갔어. 어, 그런데 내가 속옷을 입지 않았네.' 클린턴 대통령은 얼굴이 돌처럼 굳더라구요. 마침 르윈스키 스캔들이 절정에 이르렀을 때였거든요. 사실 지금에야 밝히지만 삼촌은 그때 일부러 한 일이었다고 하더군요."

이렇게 해서 또 폭소가 터졌다. 사회자에 이어 독일 브레멘 미술관의 볼프 헤르조겐라트 관장이 이야기를 시작했다.

"평소 백남준 씨의 유머감각이 어느 정도였냐면 '오른쪽 눈으로 왼쪽 눈을 봐' 하고 말하는 등 다른 사람이 도저히 흉내 낼 수 없는 영어를 많이 썼죠."

다시금 장례식장은 폭소가 만발했다.

이렇듯 유머와 웃음은 장소를 가리지 않는 것이다. 여기에는 슬픈 일이라고 해서 마냥 슬퍼하지만은 않는 승화의 정신이 깃들어 있기에 인간의 위대함을 다시 한 번 발견하게 된다.

역경에 지지 않는
위인들의 역발상

세상일이란 생각하기에 달려 있다. 발상을 전환해 용기를 가져보자. 상당히 이름이 알려진 재즈 클라리넷 연주자 K씨는 대학 졸업 전에 개그맨이 되려고 생각했었다. 그러나 재학 중에 레이몬드 콘데의 클라리넷 연주를 들을 기회가 있었는데 그때 감동을 받고는 아주 늦은 나이지만 재즈 연주자가 되기로 결심했다.

그러나 어느 악기든 그것으로 생활을 하기 위해서는 적어도 열네 살 이전에 시작하지 않으면 안 된다고들 말하는 것이다. 그런데 자기는 이미 스무 살이 아닌가. 그래서 한참 고민을 하게 됐다. 그때 머릿속에 섬광처럼 번득이는 것이 있었다고 한다.

'지금 내 나이가 열네 살이라고 생각하면 될 일 아닌가!'

K씨는 스무 살인 자기 나이를 '클라리넷 연주자 지망생 열네 살'로 정했다. 그러고 나서 밴드부에 들어가 꾸준히 연주를 배웠다. 그 결과 지금은 유명한 피아노 연주가인 테디 윌슨을 비롯한 미국 재즈계의 거물급과도 친분이 있는

세계적인 클라리넷 연주자로 성장했다. 현재는 미국이나 유럽으로 연주 여행을 자주 떠나는 바쁜 몸이기도 하다. 그럼에도 그는 공부를 게을리하지 않는다. 그 이유를 물었더니 이렇게 대답했다.

"나는 본래 머리가 좋지 않아서 다른 사람들처럼 자신이 없습니다. 클라리넷 직업상의 연령은 마흔넷이고, 나의 진짜 나이는 쉰 살입니다만, 또 새로 공부를 시작해서 젊은 선생님에게 클라리넷을 배우고 있습니다."

미국의 17대 대통령 앤드류 존슨은 세 살 때 아버지를 여읜 뒤 너무 가난해서 학교 공부를 못하고 양복점에 들어가 일을 배우게 됐다. 그러다 열여덟 살에 구두 수선공의 딸과 결혼을 한 후 아내에게서 처음으로 글자를 배우기 시작했다. 이후 혼자서 주경야독으로 마침내 정치학 박사를 취득하고 테네시 주지사와 상원의원에까지 당선되어 세상 사람들을 놀라게 했다.

그가 대통령으로 출마했을 때 반대당 후보가 합동 유세장에서 조롱과 야유를 퍼부었다.

"유권자 여러분, 앤드류 존슨은 학교 문 앞에도 못 가본 양복쟁이입니다. 그런 주제에 미국의 대통령이 되겠다고 하니 말이 됩니까?"

다음 차례로 등장한 존슨은 다음과 같은 유머로 응수했다.

"그렇습니다, 유권자 여러분. 앞의 후보가 말한 대로 학교 문 앞에도 가본 적이 없습니다. 그러나 성경에 보면 예수님도 학교에 다녔다는 기록은 아무 데도 없으며, 게다가 예수님은 목수가 아니셨습니까?"

한마디로 멋진 유머가 아닐 수 없다. 당연히 그 자리에 있던 유권자들의 박수 갈채를 받았고, 존슨은 당당히 대통령으로 당선됐다.

한창 정치활동을 왕성하게 하던 미국의 대통령 루스벨트는 서른아홉 살 때 갑자기 소아마비에 걸려 걷는 것이 어려워졌다. 그래서 그는 다리를 쇠붙이에 대고 고정시킨 채 휠체어를 타고 다녀야 했다.

절망에 빠진 그가 방에서만 지내는 것을 안타까이 지켜보던 아내 엘레나 여사는 어느 날 남편에게 권하여 휠체어를 밀며 정원으로 산책을 나갔다.

루스벨트의 기분이 오랜만에 한껏 좋아졌을 때 엘레나는 다정스럽게 말했다.

"비가 온 뒤에는 반드시 이렇게 맑은 날이 오지요. 당신도 마찬가지예요. 지금은 좀 불편해졌지만 그렇다고 당신 자신이 달라지는 건 아무것도 없어요."

그러자 루스벨트는 한숨을 쉬며 탄식했다.

"하지만 나는 영원히 불구자요. 그래서 당신의 고생이 몇 갑절 더 많아질 텐데, 그래도 당신은 나를 사랑하겠소?"

"무슨 그런 서운한 말씀을 하세요? 그럼 내가 지금까지 당신의 두 다리만을 사랑했단 말인가요?"

아내의 이 재치 있는 답변에 루스벨트는 기쁨을 감출 수 없었다. 이렇게 해서 얻은 용기는 장애자의 몸으로 미국 역사상 네 번이나 대통령에 당선되는 쾌거로 이어졌다.

위인은 스트레스를 뛰어넘는다

한 남자가 해발 8,848m의 에베레스트 정상에 도전하고 있었다. 언제 꺼져 내릴지 모를 크레바스의 설원과 험난한 빙벽, 죽음의 신처럼 덮쳐 내리는 눈 사태의 길을 불굴의 의지와 집념으로 헤쳐나가고 있었다. 한 발자국씩 오르던 남자는 오랜 시간의 투쟁 끝에 마침내 정상 부근까지 오르게 됐다.

그러나 자존심 강한 세계의 지붕 에베레스트는 왜소하기 그지없는 인간에게 정복되지 않겠다는 듯 조화를 부리기 시작했다. 뼈와 살을 도려낼 듯한 추위와 한 치 앞도 가늠할 수 없는 세찬 눈보라로 남자의 발길을 막는 것이었다.

남자는 에베레스트의 거센 저항을 받자 어찌할 줄 몰랐다. 이내 숨이 가빠지기 시작했고 호흡이 곤란해졌다. 마침내 한 발자국도 떼놓을 수 없게 됐다. 그때 마음속에서 하나의 작은 속삭임이 들려왔다.

"위험하니 그만둬. 더 이상 오르다가는 죽을지도 몰라. 이 정도면 됐어. 포기하고 내려가는 거야."

남자는 하산을 결심하고 몸을 돌이켰다. 순간 어디선가 큰 소리가 그의 귀청을 때렸다.

"포기하면 안 된다. 정상이 네 눈앞에 있다. 두려워 말고 앞으로 나가거라."

남자는 깜짝 놀라 주위를 둘러보았다. 그 소리는 11년 전에 돌아가신 아버지의 목소리가 분명했다. 하지만 한 치 앞을 볼 수 없는 세찬 눈보라만 있을 뿐 아버지는 어디에도 없었다.

아버지의 목소리를 들은 그는 다시 몸을 돌려 산을 오르기 시작했다.

얼마쯤 더 올랐을 때 영문을 알 수 없는 뜨거운 눈물이 두 뺨을 타고 쉴 새 없이 흘렀다. 남자는 자신이 서 있는 곳이 어디인지 알 수 없어 계속 걸으려 했지만 걸을 수가 없었다. 갈 곳이 더 이상 없었던 것이다.

정신을 차리고 보니 그곳이 바로 에베레스트의 정상이었다. 남자는 감격의 눈물을 흘리며 자신이 딛고 서 있는 정상에 우리 민족의 표상인 태극기를 꽂았다. 이때가 1977년 9월 17일 12시 50분, 그는 바로 만년설 매킨리 고봉 기슭에서 산화한 산사나이 고상돈이다.

역사상 위인으로 꼽히는 많은 사람들, 전 세계적인 거부로 부러움을 한몸에 받는 성공한 사람들, 자신의 분야에서 최고봉을 차지한 사람들에겐 분명 남다른 면이 있다. 그들의 공통점 중 하나는 우선 자신의 처지나 환경 또는 신체적 결함을 뛰어넘었다는 점이다. 그들에게 불치병이나 장애는 한낱 불편함에 지나지 않았고, 가난이나 불우한 생활은 오히려 성공에 대한 강한 열정과 신념을 품도록 하는 자극제가 됐다.

영국의 천재 물리학자로 전 세계 사람들로부터 커다란 존경과 사랑을 한몸에 받는 스티븐 호킹. 그는 일초일각마다 밀어닥치는 신체의 고통 속에서도 마음속의 깊은 신념으로 불가능을 가능으로 이끈 승리자다.

그의 연구도 놀라운 업적이지만 그의 삶이 감동을 주는 더 큰 이유가 있다.

그는 온몸의 근육이 차츰 마비되어가는 루게릭병의 고통 속에서도 오로지 연필과 종이만 가지고 연구와 과학의 대중화에 열정을 불태워온 것이다. 보통 사람에게는 숨을 쉬는 것만큼 아무것도 아닐 수 있는 단어 하나의 발음에도 그에게는 엄청난 노력과 힘이 필요하다. 휠체어에 달린 컴퓨터의 자판에 부자연스런 손가락으로 입력해서 음성합성기가 소리를 내야 한다.

누구보다 우주의 깊숙한 비밀을 들여다보았지만 그가 망원경을 집어든 적은 거의 없다. 그는 손가락 하나 움직이기도 힘든 중증 장애인이기 때문이다. 때문에 모든 작업은 머릿속에서 마쳐야 했다. 종종 수십 페이지짜리 수학공식을 머릿속에서 정리해 구술하곤 했다고 한다.

박사 과정 중에는 병이 더욱 깊어져서 걷고 말하고 움직이는 일조차 어려웠지만 그는 죽음의 그림자를 떨쳐버리기라도 하듯 연구에 몰두해 마침내 서른두 살 때 영국 학술원의 최연소 회원이 되는 명예를 안았다.

이런 사람을 우리는 흔히 천재라고 부르지만 그는 결코 천재로 태어난 것이 아니다. 장애를 안고 눈물과 한숨으로 인생을 포기할 수도 있는 환경에서 그는 남다른 의지와 신념을 갖고 있었던 것이다. 우리가 그에게서 배워야 할 점은 바로 이것이다. 눈으로 보이는 현실적인 문제가 아니라 인간의 힘으로는 도저히 어찌해볼 수 없는 문제일 때에도 인간에게는 그것을 극복해낼 수 있는 힘이 잠재해 있음을 그가 보여준 것이다.

인생을 흔히 자기 자신과의 싸움이라고 말한다. 살아가면서 정말 중요하고 힘든 일은 자기 자신의 마음속에 있기 마련이다. 온몸이 멀쩡하면서도 무사안일주의로 아무 의미 없는 시간을 보내고 있는 사람이라면 이제라도 인생을 한번 진지하게 생각해봐야 할 때다. 세계적인 위인이나 명사, 부자들을 통틀어 봐도 그들 가운데 신체적으로나 환경적으로 아무런 장애 없이 살았던 사람은 거의 없을 정도다. 도리어 누구보다 더한 시련을 신념으로 북돋아 성공으로 이끈 예가 태반이다.

영국의 희극배우 찰리 채플린은 학교 근처에도 가보지 못한 빈민가의 부랑아였으며, 도둑질을 해가며 입에 풀칠을 하고 살았던 장 자크 루소는 독학으로 공부를 한 사람이었다. 또 학교라고는 1년밖에 다니지 못한 링컨 대통령을 모르는 사람은 없다. 미국의 천재 야구선수라 일컫는 베이비 루드는 가난한 술집 아들로 태어나 부모의 무관심 속에 불량소년으로 말썽만 피우는 학생이었다. 그러나 자신에게 맞는 분야를 찾아내 피눈물 나는 노력을 거듭한 결과 자신이 가리킨 방향으로 홈런을 날리는 희대의 홈런왕이 됐다. 그는 뉴욕 양키즈 팀의 홈런 타자로 통산 714개의 홈런을 쳐 '베이비 루드 신화'를 창조한 전설적 인물이기도 하다.

디즈니의 신화 월트 디즈니도 젊었을 때는 만화가로서 재능이 없다고 신문사 편집자들로부터 수없이 거절당했다. 그러던 어느 날 교회의 한 목사님이 그에게 몇 개의 만화를 그리라고 고용했는데, 쥐가 극성을 부리는 작은 오두막에서 작업을 하게 됐다. 그 더러운 쥐들을 바라보다가 귀엽고 앙증맞은 캐릭터의 쥐를 구상했는데, 그것이 바로 오늘날 전 세계 어린이라면 누구나 알고 있는 미키 마우스다.

또 인도의 민족운동 지도자로서 전 세계적인 위인으로 추앙받는 마하트마 간디는 그 누구보다 인간적인 시련이 많았던 사람이다. 그는 서른일곱 살 때 힌두교의 서약을 하고 정치 및 종교 지도자로 전 생애를 바쳤다. 힌두교도의 풍습에 따라 열네 살에 결혼했지만 술과 여자, 육식을 금한다는 서약 때문에 부인과 잠자리를 같이 하지 않았다. 그가 금욕 생활을 결심하게 된 것은 단순히 서약 때문이 아니었고 금욕만이 산아제한을 윤리적으로 받아들이는 유일한 수단이라 믿었기 때문이었다. 당시 인도는 폭발적인 인구 증가로 식량문제가 심각하게 대두되고 있었던 것이다. 그는 금욕 생활을 하면서 모든 정력을 독립운동과 봉사활동에 바쳤다.

오로지 자신의 신념대로 행동하기 위해 자신의 내부에서 밀어닥치는 유혹과 시련을 물리친다는 일은 외부의 그 어떤 강력한 도전보다 힘들 때가 많다. 그럼에도 불구하고 자신의 확고한 마음자세로 이겨낸 사람만이 위대한 사람으로 칭송받는 것이다.

반면에 부유한 집안에서 태어나서도 손쉬운 성공의 길로 가지 못하고 숱한 방황과 고통 속에서 자신을 바로 세운 사람도 있는데, 바로 대표적인 사람이 '검은 고양이'의 저자 에드거 앨런 포우다. 그는 어린 시절의 풍요함에도 불구하고 자랄수록 술에 빠져 살면서 떠돌이 생활을 일삼았으며 결혼 후에는 가난에서 헤어나기가 힘들었다. 그러나 마지막 혼신의 힘으로 자신을 일으켜 세운 그는 마침내 열정적인 저작활동을 통해 수많은 명작을 남겼다.

우리나라에도 불굴의 의지와 신념으로 위대한 업적을 남긴 사람들이 적지 않다. 다윈의 진화론에 버금가는 학설이라고 칭송받는 '종의 합성'을 발견한 우장춘 박사는 일본의 고아원에서 자라며 온갖 차별과 학대를 겪었다. 하지만 "길가의 민들레꽃은 밟혀도 핀다"는 격언을 외치며 모든 어려움을 이겨냈고 '씨 없는 수박'을 성공시켜 세계 농학 발전에 한 획을 그었다.

현재 우리가 학교에서 배우는 훌륭한 인물들을 거론하자면 단 한 사람도 어려움을 극복하지 않은 사람이 없다. 현실은 매일같이 어려움의 연속이다. 그런데 마음은 마치 아메바와 같아서 기쁨의 그릇에 담으면 기쁨이 되고, 포기의 그릇에 담으면 그대로 포기가 된다. 단지 내가 어떤 그릇에 담을까 하는 마음자세에 달린 것이다. 시련은 위인을 만드는 비결로서, 그 시련을 내가 어떻게 받아들이고 어떤 마음자세로 이겨내는가가 문제일 뿐이다. 기쁨의 그릇에 담고자 하는 마음으로 기쁨의 그릇에 담았을 때는 인생이 기쁨이 되는 것이다.

part2
스트레스치료법

앞만 보고 달려왔던 현대인들이 최근 새롭게 관심을 갖는 분야가 스트레스치료다. 수십 년 전에 비해 물질적으로 풍요해지고 생활도 편리해졌지만 사람들은 여전히, 아니 더욱더 빈곤감을 느끼며 시간에 쫓긴다. 이제 그 이유가 무엇인가에 대한 고찰이 시작된 것이다.

이에 대한 해답은 자신의 문제로부터 출발해야 얻을 수 있다. 현재 나의 스트레스는 어느 정도이고, 진원지는 어디며, 그로 인해서 얼마나 고통받고 있는가를 차분히 진단하는 것이 우선이다. 그런 다음 스스로 또는 전문가의 도움을 받아 스트레스를 조절하거나 해소시키는 여러 치료법을 실행해야 한다. 여기서는 실제로 누구나 응용할 수 있는 대표적인 스트레스치료법 몇 가지를 소개하도록 한다.

Check! Check!

나의 스트레스 지수

워싱턴 의과대학의 토마스 H. 홈즈 박사는 '인생의 사건' 면에서 스트레스를 측정하는 척도를 다음과 같이 제시했다. 결혼을 50점으로, 배우자의 죽음을 100점으로 해서 일상에서 일어날 수 있는 여러 사건들의 스트레스 수치가 매겨져 있다. 자신에게 해당하는 항목의 점수를 모두 더하면 자신의 스트레스 지수가 된다. 지수에 대해서는 아래와 같이 해석하는데 여기서 발병률이란 앞으로 2년간 질환이나 사고를 겪게 될 확률을 말한다.

사건	점수	사건	점수
배우자의 사망	100	경제상황의 변화	38
이혼	73	친구의 사망	37
별거	65	직업 전환	38
수감	63	배우자와의 논쟁	35
가족의 죽음	63	저당이나 채무	31
자신의 질병이나 상해	53	담보물건에 대한 저당권 상실	30
결혼	50	업무상 책임 변화	29
해고	47	자녀의 가출	29
부부간 화해	45	친척 간 갈등	29
퇴직	45	배우자의 사업 개시 및 정지	26
가족의 건강문제	44	학교의 수업 시작 및 끝	26
임신	40	생활 상태의 변화	25
성적인 문제	39	자신의 습관 변화	23
새로운 가족구성원	39	상사와의 갈등	23
업무 또는 사업상의 재적응	39	업무시간이나 업무규정의 변경	20

사건	점수	사건	점수
이사	20	수면 시간의 변화	16
전학	20	가족 모임 횟수의 변화	15
기분전환 방법의 변화	19	식생활의 변화	15
학교나 회사의 활동 변화	19	휴가	13
사회활동의 변화	18	크리스마스, 연말이나 연시	12
수입에 맞는 저당 또는 대출	17	작은 법률 위반	11

〈측정결과 평가〉 스트레스 지수에 따른 발병률

• 0~149점 : 심각한 문제가 없는 상태
• 150~199점 : 가벼운 위기 상태. 발병률 37%
• 200~299점 : 보통의 위기 상태. 발병률 51%
• 300점 이상 : 심각한 위기 상태. 발병률 79%

Chapter 9_
스트레스도
치료할 수 있다

스트레스치료사란 무엇인가

스트레스치료사란 개인에게는 몸과 마음, 정신, 환경의 역기능을 다양한 방법으로 치료하고 사회적으로는 사회병리현상을 고쳐나가도록 일깨우며, 가족과 종교에는 행복과 평안, 학교에는 수업집중력 향상과 편교육 실천을 위해 치료하고 봉사하는 전문가이다. 또한 기업에는 편경영을 통해 직원들의 사기를 15% 올리면 생산성이 40%가 향상된다는 원칙을 전수하며, 병원과 복지시설에는 예방과 치료사로서 여러 가지 활동을 한다.

치료사들은 지성, 덕성, 순발력 등의 총체적인 자격요건을 갖추고 프로그램의 철저한 준비와 진행에 융통성을 갖춘 사람이어야 한다. 또한 너무 권위적이거나 방임적이지 않은 합리적인 자세로 치료에 임해야 한다.

모든 프로그램을 운영할 때는 과업도 중요하지만 '어떠한 내용과 방법, 기술로 진행하는가'와 '참가자들이 즐거운 마음과 성실한 태도, 정열을 가지고 참여하고 있는가'를 파악하는 것이 훨씬 더 중요하다. 이런 프로그램이 '집단의 목표에 따라 진행되고 있는가' 하는 문제도 주의 깊게 점검하면서 진행해야 한다.

치료사의 자격요건

- 뚜렷한 목적의식
- 탁월한 감각과 순발력
- 긍정적인 사고와 미래관
- 원만한 성격
- 합리적이고 객관적 사고
- 시사상식의 응용력
- 소수의 의견도 경청
- 심신의 건전함과 건강함
- 지도력을 분산시키려는 노력
- 참여자들의 흥미와 욕구 측정
- 책임감과 성실성
- 겸손과 예절
- 통찰력과 결단력

- 조직력과 자원 동원력, 섭외력
- 세밀한 기획 및 연출력
- 광고 준비와 효과적 홍보전략
- 응급처치 방법 숙지
- 응용력과 융통성
- 창의력
- 결과에 대한 분석 및 평가
- 자료수집 및 연구
- 각 연령기의 인간발달과 심리 이해
- 위기 상황에 흔들리지 않음
- 관련 프로그램에 대한 지식과 기능 숙지

치료 목표와 대상, 장소

치료 목표

- 개인 : 웰빙, 창의력, 사회성, 유연성, 긍정적 사고, 자신감, 표현력, 예방
  과 치료
- 집단 : 친밀감, 팀빌딩, 네트워킹
- 가족 : 평안하고 행복한 삶
- 기관 : 편경영, 커뮤니케이션
- 종교 : 심신과 영혼의 안녕
- 국가 : 건전한 문화의 창조, 창달

치료 대상

대상은 남녀노소, 일반인이나 장애인 등 모든 사람이 대상이 된다. 인격적으

로나 신체적으로 완벽한 사람은 없다. 어느 정신분석연구소의 말을 빌리자면 인간 누구에게나 정신질환이 있다고 한다.

세상이 꼭 완벽한 인간을 요구하는 것은 아니지만 바람직한 인간을 요구하는 것은 사실이다. 다시 말해 인격적으로 성숙하고 신체적으로 건강한 사람을 필요로 하고 있다는 말이다. 이러한 조건에 맞추려는 모든 사람이 치료의 대상이 된다. 그 대상을 구체적으로 나열하면 다음과 같다.

- 신경증 환자, 정신질환자, 정신박약자
- 사회적, 정서적, 문화적 부적응자
- 신체장애인 : 지체부자유인, 언어장애인, 시각장애인, 청각장애인
- 질병 환자 : 당뇨, 비만, 거식증 등
- 특수대상자 : 약물중독자, 알콜중독 환자, 마약중독 환자 / 폭력범, 도범, 부랑인
- 지능적 장애인
- 심리적 장애인 : 소심한 성격, 자신감 부족, 책임감 결여, 불안, 공포, 편견, 고집
- 가정, 일상생활, 행동규범 부적응자
- 정년퇴직자. 실직자, 노인
- 각종 스트레스를 갖고 있는 자

치료 장소

치료 장소는 따로 정해진 곳이 없다. 스트레스치료사가 있는 곳이면 바로 그곳이 치료 장소가 된다. 그렇지만 환자의 상태에 따른 시설, 치료도구의 세

팅, 팀치료사 등의 조건을 갖춘 장소라면 더 효과적일 수 있다.

● 병원 : 일반병원, 정신병원, 군병원, 종합병원, 국립병원, 시립병원, 기업
  병원
● 사회복지시설 : 장애인시설, 요양원, 양로원, 복지관 등
● 물리치료시설
● 특수시설 : 교정기관, 부랑시설, 알콜치료시설, 주간보호시설 등
● 공공시설 : 국립, 시립, 구립, 군립지원 특수시설 등
● 사회교육시설 : 캠프장, 수영장, 헬스클럽, 에어로빅센터, 문화센터, 어린
  이집, 유치원, 학교, 사회교육 서비스 시설 등
● 개인 클리닉 : 관련 연구소, 관련 협회, 관련 상담소 등

진행 준비와 요령

진행 준비

- 참가자에 대한 사전 정보 파악(집단모임, 목적, 욕구, 인원수, 교육수준, 비율, 지역문화, 환경 등)
- 장소의 사전답사 및 각종 시설의 유무 확인(교통편, 전기, 앰프, 운동장, 강당, 그늘, 화장실, 식수대 등)
- 연령과 적응력의 고려
- 참가자 모두가 참여할 수 있는 프로그램
- 접촉을 많이 할 수 있는 프로그램
- 프로그램을 여유 있게 준비
- 진행과정을 중시하는 치밀한 기획
- 새롭고 창조적인 프로그램 개발
- 진행할 때에 협조인 및 보조 진행자와 원만히 협력

- 게임도구 준비, 음향, 조명, 무대장치
- 명찰 준비
- 30분 전에 모든 준비 완료

진행 요령

- 지도자는 잘 보이고 전달하기 쉬운 위치에 선다.
- 첫 모습이나 인상에 있어서 신비감과 친밀감을 보여준다.
- 10초 내에 기선을 잡는다. 등장 시 모습, 인상, 느낌, 멘트, 의상, 스팟게임, 악수, 가위바위보, 칭찬, 인사말, 매직, 특기 등을 보여준다.
- 진행하면서 참가자 모두와 눈을 마주치고, 되도록 모든 사람들의 이름을 불러주며, 성의 있는 칭찬과 자연스러운 스킨십이 이루어지도록 노력한다. 진행자와 이런 관계가 맺어졌다면 참가자들은 지도자에 대해 일종의 최면상태(?)에 빠지게 되므로 진행이 훨씬 수월해진다.
- 진행표나 메모지를 미리 만들어 참고한다.
- 첫인사를 할 때 표정, 몸짓, 시선, 목소리, 의상 등 자신감을 보여준다.
- 모임의 목적과 프로그램의 가치에 대해 짧은 시간 내에 설명한다.
- 맨 처음 무대에 등단해서는 분위기조성 게임으로 관심을 집중시킨다.
- 맨 처음 시작 게임은 자연스럽게 서로 접촉할 수 있는 노래 게임으로 한다.
- 전체가 명찰을 달게 하고 이름을 자주 불러준다.
- 모임의 임원 및 전체 참가자를 소개한다.
- 시작과 마무리 시간을 엄수한다.
- 장소, 대상과 분위기에 맞는 의상과 액세서리를 착용한다.
- 가능한 한 남녀노소 구별을 하지 않는다.

- 게임의 방법과 규칙에 대해 친절히 설명하고 시범을 보인다.
- 공정하게 판정한다.
- 진행할 때에 확신과 열정, 자신감이 필요하다.
- 융통성 있는 프로그램으로 공백이 없이 진행한다.
- 재치 있는 유머감각과 매끈한 전달력을 발휘한다.
- 벌칙은 금지한다.
- 적절하고 의도적인 칭찬을 한다.
- 대화가 정체될 때는 활달한 사람부터 시작한다.
- 구령은 부드럽고 힘차게 한다.
- 소외되는 사람과 하위집단을 파악하여 참여를 유도한다.
- 흥미진진하게 하기 위해 조를 나눠 선의의 경쟁을 유발한다.
- 장시간 진행될 때에는 지도자가 서 있는 위치를 바꿔준다.
- 진행 순서와 대형을 바꿀 때에는 다음 순서와의 연결이 끊어지지 않도록 한다.
- 간단한 상품을 준비하여 분위기를 고조시킨다.
- 클라이맥스를 잘 포착한다.
- 마무리 때는 모두 일어서서 원을 만들어 양손을 잡게 하거나 어깨동무를 하게 하고 의미 있는 노래를 부르도록 한다.
- 마지막 전체 작별인사는 '석별의 정', '만남' 노래를 같이 부른다. 아니면 CD플레이어로 배경음악을 틀어놓고 지도자는 임의의 한 사람을 불러 안쪽 원으로 돌아서게 하여 왼쪽으로 계속 악수와 인사를 나누며 원점까지 돌게 한다. 이때 다음 사람도 차례대로 줄줄이 따라 돌게 한다(행운을 빌어주는 인사 나누기).
- 지도자의 마무리 인사와 의미 있는 코멘트는 참가자들로 하여금 의미 있

는 노래를 하게 하되 1절은 가사로, 2절은 허밍으로 하게 하여 허밍을 하는 도중에 실행하면 효과적이며 더 멋있기도 하다.

● 프로그램의 시작과 마무리 때에 적절한 멘트를 활용한다.

  예) * 시작

  – 프로그램의 목적, 기능, 중요성 등 설명(노래 시작)

  – 덴마크 속담에 '혼자 있을 땐 책을 읽고 둘이 있을 땐 대화하고, 셋이 있을 땐 즐겁게 노래하자'고 했습니다. 다함께 한마음 한목소리로 '사랑해' 노래를 불러봅시다.

  * 마무리

  – 새로운 인생의 설계, 다짐, 출발 등에 대한 조언

  – 20세기 최고의 성자 슈바이처 박사는 "이 세상 최대의 이단은 교리상의 문제가 아니라 바로 사랑하지 않는 것이다"라고 했습니다. 플라톤은 "사랑을 하고 있을 때는 누구나 시인이 된다"고 말했습니다. 믿음, 소망, 사랑 중에 '사랑'이 최고입니다. 이제 이러한 사랑을 위해 새롭게 출발합시다.

● 집단지도에 있어서 프로그램의 목적은 참가자들의 바람직한 변화를 꾀하는 것이기 때문에 유능한 지도자는 그 집단의 주연배우가 되는 것이 아니라 중간에 서서 조역자 역할을 할 뿐이다. 그러므로 참가자들 모두가 주연배우가 될 수 있도록 '보이지 않는 힘'으로 지도해야 한다.

프로그램의 예시

프로그램의 개요

● 일시 : 2008. ○○. ○○. 14:00~16:00

● 장소 : 교정기관, 연수원, 교실, 병원, 야외 등 모두 가능

● 대상 : 교정대상자, 학생, 성인, 노인, 가족, 기업, 발달장애인, 학부모

● 내용 : 스트레스치료 강의와 실기(아래의 내용을 대상, 장소, 시간, 인원에
　　　　따라 선택적으로 실시한다)

● 목적 : 심신의 역기능을 치료한다.
　　　　사회성과 행복감을 향상시킨다.
　　　　자신감과 신뢰를 회복한다.
　　　　자존감을 높이고 감사함을 깨닫게 한다.

진행 내용

구분	시간	내용	준비물
준비		치료 도구, 좌석 배열	도구
엔도르핀 나누기		진행자 덕담인사, 박장대소	음악
		'나이쁘' 얼굴웃음 인사	
		가위바위보 전체 칭찬인사 5~10명씩	
		무아지경 천진난만 : 전체 웃음인사 나누기 5~10명씩	
		노래하며 안마하기	
		노래하며 손뼉치기 123, 노래하며 반대동작	
		가라사대, 미꾸라지 잡기, 상하좌우 손뼉치기	
스트레칭		얼굴근육 풀기, 엔케팔린 스트레칭 10종	음악
메시지		웃음의 효과, 임상결과, 뇌와 면역	빔 프로젝터
엔케팔린 나누기		웃기 : 박장대소, 홍소, 폭소, 로또, 월드컵축구, 최고 소원성취	기타, 노래방
		웃음노래 : 앞으로, 서울구경, 웃어요, 하하하송	
		전체 자유롭게 한 가지씩 퀴즈, 유머, 게임, 코미디 등 보여주기	
메시지		감사, 긍정훈련과 성공사고	
팀빌딩 네트워크 크레이지 음악치료		동물농장, 세계의 여행	음악
		이웃을 사랑하세요, 짜릿짜릿짜르르	
		팀빌딩, 네트워킹	
		숲치료, 음악치료, 크레이지치료	
		참 만나서 반가워요, 댄스하며 친구 만나기	
		칭찬친구 만들기, 세계로 출발	
		마주보고 윤회폭소악수(전체), 축복 안아주고 악수	
약속다짐		자존감 높이기 : 나는 누구인가 30가지, 열등감 삭제하기	필기도구
		칭찬하기 감탄사 : 사랑해요, 고마워요, 오! 예! 짱! 10가지	
		10년 후 자화상 그리기	
메시지		웃음은 만병통치약이다	
출발		박장대소 웃음 파이팅	

Natural Stress Treatment

Chapter 10

실전 스트레스치료법 1 – 웃음치료

웃음치료란 무엇인가

18세기 영국에서는 '유머리스트'라 불린다는 것은 기지와 위트를 갖춘 감각의 소유자라는 평가였다고 한다. 하지만 우리 사회에서는 남을 잘 웃기는 사람은 미덥지 않거나 싱거운 사람이라는 선입견이 지배적이었다. 하지만 이제 세상도 바뀌고 문화도 바뀌었으며 무엇보다 웃음에 대한 인식이 달라졌다. 이제 어느 자리, 어떤 사람들과 어울리더라도 잘 웃기는 사람으로 인식되면 그는 주인공이 되는 세상이다. 진정한 웃음꾼 말이다.

인간의 뇌는 격렬한 통증이나 심한 스트레스에 직면하면 방어기제가 작용해 일종의 마약과 같은 호르몬을 분비한다. 엔케팔린과 엔도르핀처럼 뇌하수체에서 나오는 물질이 그 예로, 이 호르몬은 고통과 스트레스를 완화하는 역할을 한다. 예를 들어 출산하는 여자의 엔도르핀은 평소의 6배가 넘는 농도로 분비된다. 다시 말해 출산의 고통을 저하시키는 인체의 자연스런 방어작용이다.

엔케팔린과 엔도르핀은 일종의 마약과 비슷한 증상으로도 나타난다. 그래서 마라톤과 조깅에 맛을 들인 사람이 좀처럼 그만두지 못하는 이유가 뇌가 마약성 물질에 흥분을 느껴 그 쾌감을 잊지 못하기 때문이라는 주장도 있다.

외국의 경우 이러한 웃음의 장점을 이용해 웬만한 병원에서는 유머 도서실, 유머 이동문고, 코미디 치료단까지 운영한다. 뿐만 아니라 IBM 같은 첨단 기업에서도 연찬회에 유머 컨설턴트를 초빙해 조직의 활력과 창의력을 촉발하는 데 웃음을 이용한다.

그럼에도 불구하고 우리나라에서는 아직도 웃음을 폄하하는 의식이 남아 있어 안타깝다. 조직에서의 책임과 치열한 경쟁 때문에 웃음은커녕 짜증과 걱정이 앞서는 사회라서 그럴지도 모른다. 하지만 그럴수록 더 웃어야 하고, 그래야 스트레스도 풀리는 것이다. 상대의 경계나 공격을 피할 수 있는 가장 확실한 무기도 역시 웃음이다.

한 아이가 태어나면 세상 속에서 숱한 경쟁을 치르며 어른이 되어간다. 이 과정에서 천사처럼 마냥 웃기만 하던 아이는 점점 웃음을 잃게 된다. 즉 엔도르핀과 세로토닌 대신 노르아드레날린이 발동하기 때문이다. 그렇게 되면 온몸은 스트레스를 감지해 공격, 방어 체제를 갖추게 된다.

T세포, B세포, NK세포 등의 정체가 하나둘씩 밝혀지면서 이 세포들이 항체, 면역기능을 강화시킨다는 수많은 증거도 함께 확인되고 있다. 웃음이 암 예방은 물론 자연치유력을 증가시켜 별다른 약을 쓰지 않아도 웬만한 병을 낫게 한다는 얘기는 앞서도 언급한 바 있다. 이것이 바로 웃음의 비밀이다.

의사들의 비밀 중 하나는 '그냥 두면 자연히 낫는다' 는 것을 환자에게 설명해주지 않는 것이라는 얘기도 있다. 즐겁게 웃고 사는 사람에게는 병원이 필요 없다. 실제로 장수하는 사람의 특징은 잘 웃는 것이다. 결국 의사란 자연의 힘으로 고쳐질 때까지 환자의 마음을 밝게 해주는 사람이라고 보면 된다.

웃음과 웃음치료

웃음에 관한 가장 오래된 기록은 성경의 '태초에 하나님께서 천지를 창조하시고 매우 기뻐했다'고 한 부분이다. 고대의 의사 밀레투스가 쓴 〈인간의 특성〉이라는 의서에는 '웃음의 어원은 헬레(hele)이고 그 의미는 건강(health)이다'라고 기록되어 있는데 고대인들도 웃음이 건강과 밀접한 관계가 있다는 사실을 알고 있었다는 것이 매우 흥미롭다.

3,500년 전 성경 잠언 17:22에 '마음에 즐거움은 양약이라'고 쓰여 있었고, 우리나라도 100년 전에는 의약이 귀해 새의 깃털로 환부를 간질여 웃게 함으로써 치료했다. 임금들은 웃음내시를 불러 즐거운 시간을 가졌다고도 한다.

우리 민족이 웃음과 거리가 먼 민족이라고 생각하는 것은 잘못이다. 예로 시골에서 상여가 나갈 때 방상(탈)을 보면 성난 귀면 방상과 웃음 짓는 방상 두 가지는 악령을 물리치기 위해 만들었는데 모두 웃는 상이다. 지금까지 발굴된 임금 묘나 귀족들의 무덤 속에서 발굴된 토우, 토용들도 역시 모두 웃고 있다. 하층민 속에서도 해학, 풍자, 유머 등이 퍼져 있었음을 그림이나 글로

알 수 있다.

웃음에는 여러 가지 희로애락의 인연이 담겨 있다. 기뻐서, 슬퍼서, 특이해서, 부끄러워서 웃는다. 불교를 보더라도 '대지도론(大智度論)' 중에 '부처님은 고된 고난을 당해 웃으신다. 중생이 당하는 고난을 극복하여 그 고난을 자비로 이끄는 아프디 아픈 과정의 웃음이다' 라는 부분이 있다. 그리고 웃음을 머금고 있는 모습의 본격적인 조각 작품은 삼국시대 불상에서 흔하게 볼 수 있다. 도교에서도 신선의 모습은 웃음이 나오게 그린다. 신선은 부처처럼 세속의 집착을 벗어나 자유롭다 하며, 그런 모습을 상식에 어긋나도록 충격을 주게 그린다. 백발노인이 천진스러운 아이와 같은 얼굴을 하고 장난스러운 거동을 보이기도 한다.

도산 안창호 선생은 마을 입구에 '빙그레 벙그레' 라는 간판을 세우고 미소운동을 펼치기도 했다. 영국의 목사이자 작가인 로버트 버튼은 웃음이 피를 깨끗이 하고 젊음과 활기를 준다고 했으며, 17세기 영국 의사 토마스 시던햄은 '마을에 훌륭한 광대들이 오는 것은 당나귀 20필에 실은 약보다 건강에 더 좋다' 고 했다.

웃음치료의 역사

1969.   뇌 속에서 마약성 물질 발견(영국)

1970.   프로젝트 조이(Project Joy) 창립. 미국 서부 워싱턴 주 스포케인에서 창립된 이 웃음부대 단체는 수많은 자원 봉사자가 활동 중이다.

1975.   엔케팔린 발견(영국)

1975.   웃으면 NK세포가 증가됨을 발견(일본 오사카 의과대 신경강좌팀)

1976.   엔도르핀 발견(영국)

1976.	영국 웨일스에서 집담회 개최. 유머연구 역사에 있어 획기적인 사건이다. 유머의 긴 역사에 비해 20세기 후반에 와서야 유머의 편익에 대한 연구가 본격화됐다.
1976.	미국 캘리포니아 의대는 의학 전문지 〈뉴 잉글랜드 저널 오브 메디신〉 1976년 12월 호에서 강직성 척추염에 걸린 노먼 카즌스에 대한 치료 사례를 소개. 의학계가 웃음치료 효과에 관심을 갖게 된 것은 1979년 노먼 커즌스의 〈환자가 느끼는 병의 해부〉라는 책이 나온 뒤부터다.
1986.	미국 캐롤라이나 하해(Carolina Ha Ha) 설립. 캐롤라이나 건강 유머재단이 웃음의 치유적 능력을 소개하기 위해 듀크대 의료원 부설로 설립한 교육재단이다. 초기에는 '듀크유머프로젝트'라는 웃음 프로그램을 제작, 암 환자들에게 웃음을 선사하다가 지금은 지역사회, 학교, 회사에까지 그 영역을 넓히고 있다. 특히 이 재단은 미국 최초로 '공인 유머강사' 자격증 교육과정을 개설하여 운영했다.
1987.	코간 박사가 〈행동의학〉이라는 저널에 실은 '불편을 느낄 때 소리 내는 웃음의 효과'라는 논문에서, 소리 내어 웃는 웃음은 통증을 없애준다고 발표했다.
1988. 3.	웃음은 뇌 활동에 의한 것이다. 미국 UCLA 대학병원 이차크 프리드 박사는 간질 치료 연구 중, 왼쪽 대뇌의 사지통제 신경조직 앞에 있는 4cm^2 크기의 웃음보를 우연히 발견했다.
1991. 9.	영국 웨스터 버밍햄 보건국은 마침내 '웃음소리클리닉'의 개설을 허가하여 웃음을 질병 치료법으로 인정했다.
1995. 6.	뉴욕 롱아일랜드 유태인병원에서 웃음잔치 시작. 도요타 자동차 회사의 후원을 받아 뉴욕 일원의 9개 병원에서 각종 웃음 이벤트를 벌이는 것으로 미국 전역 600개 병원으로 위성중계되고 있는 인기 프로그램이다.
1996.	요가와 웃음, 전통적인 요가와 웃기 동작을 접목시킨 '래핑클럽'의 요가 등장. '질병을 치료하는 웃음'에 대한 확신으로 가득 찬 마단 카타리아 박사에 의해서 1995년 그 모습을 처음 드러냈다. 2년 반이라는 짧은 기간 동안 45개가 넘는 래핑클럽을 뭄바이 시내에 설립했으며 현재는 인도 전역에 100여 개가 넘는 래핑클럽이 활동 중이다.
1996.	세계웃음치료학회 회장 패티 우텐이 간호사 웃음부대를 창단했다.
1996.	"웃고 나면 면역글로불린이 3배 증가하고 인터페론이 200배 증가한다"고 미국 캘

리포니아 세포 의대 리보크 교수와 스탠리 교수가 '웃음의 면역성 강화 실험'에서 발표했다. 웃음치료의 전환점이다.

1996.	캐나다 캐드릭 펜위크는 웃음이 직장에 미치는 영향에서 직원들의 사기를 15% 올리면 생산성이 40% 향상된다고 밝혔다.
1998. 10.	스위스 바젤에서 웃음에 관한 국제학술대회가 열렸는데 독일의 정신과 의사인 미하엘 티체 박사는 "독일인들은 40년 전에 비해 웃는 횟수가 줄어들고 있는데 성인들은 하루에 15번 웃고 어린이들은 400회를 웃는다"고 주장했다. 이어 웃음의 효과에 대해 논문을 발표했는데 웃음은 스트레스를 진정시키고, 혈압을 낮추고, 혈액순환을 개선하고, 면역체계를 증진시키고, 소화기를 안정시킨다고 했다. 그 이유는 웃을 때 통증을 진정시키는 호르몬이 분비되기 때문이라고 설명했다.
1999. 4.	웃음치료사 영화 〈패치 아담스〉에서 패치는 "환자를 만나지 말고, 인간을 만나라"고 동료의사들에게 말했다. 패치는 이 영화의 주인공인 포터의 별명이다. 포터의 본명은 헌터 아담스이며, 이 영화는 실제 이야기를 영화화한 것이다.
2001. 1.	세계 최초 웃음치료사 자격증 창시 및 홍보 시작(한광일)
2001. 3.	수원시 24명 선발, 공직자 웃음의 메신저 워크숍 실시
2001. 5.	삼성SDI 펀경영을 위한 직원 펀리더십 전문가 양성
2002. 3.	대구보훈병원 웃음치료 실시(병원 중 국내 최초 실시)
2004. 6.	서울대학교 대학병원 웃음치료 소개
2004. 7.	우리나라에서 2004년 7월 24일 웃음치료사 전문교육이 시작되면서 웃음치료가 세상에 널리 알려지기 시작했다. 물론 그 이전부터 레크리에이션 강사들이 병원에서 웃음치료를 병행하여 조금씩 관심은 있었다. 한국의 웃음치료사 역사는 한광일 원장이 20여 년간 레크리에이션 전문가로 활동하며 웃음치료를 병행해오다가 제1기 웃음치료사 자격증을 창시하게 된 것이 시초다. 당시 아래와 같이 연수를 시작했다.

> * 일정 : 제1회 웃음치료사 2004년 7월 24~25일
> * 장소 : YMCA 다락원
> 한윤숙, 이경민, 이상명, 차청화, 변희명, 전윤만, 김명희, 김동숙, 이석규, 홍순옥, 문영란, 손순녀, 김호종, 이춘문, 문영주, 조성제, 이선미, 김민주, 반호진, 이덕재, 명호용, 강완수, 박경옥, 오세민, 최경덕, 문순덕, 이임선, 박정렬, 임옥재, 송정순, 송효창, 문창일, 이항구, 김형준

2005. 2.	술이나 항암제 투여와 같은 기존 암 치료방법 대신 면역세포를 인체에 주입해 암세포를 제거하는 면역세포 치료기술을 국내 연구진이 개발. 한국생명공학연구원 최인표 박사팀은 체내 암세포를 직접 파괴하는 NK세포 분화와 활성 메커니즘을 세계 최초로 규명하고 이를 이용해 암 등 면역질환을 치료할 수 있는 원천기술을 확보했다.
2005. 3.	"많이 웃으면 8년 더 오래 살고 긍정적 사고는 6년 이상 젊게 한다"고 미국 뉴욕 주립대 의대 학장인 마이클 로이진 교수가 밝혔다. 그는 '달력나이'보다 젊어지는 78가지 방법들과 이 방법을 실천했을 때 젊어질 수 있는 연수(年數)를 그의 저서 〈생체나이 고치기〉를 통해서 발표했다.
2005. 6.	국내 최초 웃음치료 실험. YTN, 안산시 보건소, 한국웃음센터 주관
2006. 8.	국내 최초로 국제법인 국제웃음치료협회 창립
2006. 5.	DMZ 38선 군부대 웃음치료
2006. 7.	계룡대 3군 웃음치료
2006.	한국에서도 최근 말기 유방암 환우, 폐암이 뇌까지 전이된 환우, 20여 년 된 류머티즘 환우, 20여 년간 우울증, 불면증, 실어증을 앓던 환우 등을 웃음치료로 낫게 한 사례가 있다. 재미있는 사례는 낮에 세쌍둥이와 함께 식중독으로 응급실에 실려간 46세 된 아빠에게 웃음치료를 하여 새벽에 몽정까지 하게 했던 것이다.
2006.	대한민국 트렌드는 웃음으로 웃음치료와 펀경영이 인기를 끌고 있으며, 이에 한광일 원장은 국내 최초로 웃음치료를 창시하고, 세계 최초로 웃음치료사 자격증을 만들어 사회에 기여한 바, 각종 언론사로부터 집중적인 조명을 받게 되며 2006 대한민국 CEO 경영 대상, 올해를 빛낸 인물 20인 등 수많은 상을 받았다.
2006.	대한민국 트렌드 웃음치료 리더 선정(한광일)
2006.	북한에서도 희극배우들이 병원 웃음치료 실시
2008. 1.	현재 웃음치료사 한광일 4,100여 회 강연 실시
2008. 3.	현재 한국웃음센터에서 웃음치료사 161기 연수 실시 중

치료에 효과적인 웃음이란?

먼저 긍정적인 사고를 통해 마음으로부터 웃을 수 있어야 한다. 이를 위한 다음의 5계명을 꼭 기억하자.

● 작은 일에도 감사하자.
● 사람들에게 친절하자.
● 지금 힘든 일이 언젠가는 반드시 보상받는다고 생각하자.
● 꿈꾸던 일이 이뤄졌다고 상상하자.
● 지금 이 순간이 내 생애 최고의 순간이고 마지막 순간이라고 생각하자.

같은 미소라 할지라도 입가가 살짝 올라간 웃음은 입가가 처진 웃음보다 보기 좋고, 이를 보이게 웃는 모습과 그렇지 않은 웃음에도 차이가 있다. 입술의 양끝이 좌우 눈동자의 폭만큼 벌어지면 더없이 매력적인 웃음이다.

이렇듯 매력적인 웃음이 있는가 하면 호감을 주지 못하는 미소도 있다. 치과적인 문제가 있어서 그러는 경우가 많은데 충치나 잇몸질환, 입 냄새를 걱정하는 사람은 입술을 자연스럽게 벌리지 못하기 때문이다. 이가 누렇거나 배열이 고르지 못한 경우에는 입가가 처지게 되며 이가 검은 사람은 입을 벌리지 않으려고 하기 때문에 긴장된 미소를 짓게 된다.

이럴 땐 미용치료를 받는 게 좋다. 물론 이를 치료했다고 해서 저절로 매력적인 웃음과 표정이 만들어지는 것은 아니다. 자신에게 맞는 개성적인 미소를 찾아내 적절한 웃음 훈련을 하는 게 중요하다.

미소 지을 때 벌어지는 입술의 양끝이 위로 올라갈수록 스마일 파워는 커진다. 입가를 한껏 올려 하얗게 빛나는 건강한 치아와 잇몸을 드러내 보일 때 미소는 가장 큰 힘을 발휘한다.

실전 웃음치료

웃음호흡과 스트레칭

세상에서 건강에 제일 좋은 것은 운동이다. 더욱이 웃으면서 운동하면 금상 첨화다. 최근 미국에서는 웃음다이어트 학원이 1천여 개가 생길 정도로 인기가 높다고 하는데 아마도 이러한 트렌드를 반영한 결과이리라. 웃으면서 운동을 하게 되면 얼굴 근육은 80개, 몸 근육 650개, 뼈 206개 그리고 오장육부까지 웃음의 강도와 방법에 따라 다 움직일 수 있다. 그래서 웃음은 곧 운동이다.

15초만 크게 웃어도 12kcal가 빠지고, 3분간만 웃어도 윗몸일으키기를 25번 한 것과 똑같은 효과가 있다고 한다. 이 정도의 운동이 되려면 웃음호흡부터 시작해 웃음스트레칭까지 배워야 한다.

■ 1단계
양팔을 벌리고 들숨을 코로 반만 들이마셔 배꼽 아래 하단전까지 집어넣고,

다시 날숨이 배꼽 아래 하단전에서부터 입으로 뿜어 나오도록 훈련한다. 이렇게 '흡~', '하~'를 10회 정도 반복한다.

■ 2단계

어깨에 힘을 빼고 어깨를 귀 밑으로 올렸다 내렸다를 반복한다. 어깨를 내릴 때 '하~'를 반복한다. 반복할 때 옆 사람을 보면서 하면 재미있는 표정을 볼 수 있다.

■ 3단계

먼저 양 손바닥을 비벼 열을 낸 다음, 배를 양손으로 마사지하며 50바퀴를 시계방향으로 돌린다. 이때 '아에이오우'를 하나씩 하는데 양손으로 배를 마사지하면서 동시에 '아~' 한다. 이어 '에~', '이오우~' 한다.

■ 4단계

이어 오른손 손바닥을 세워 자기 배를 한 번 치도록 한다. 이때 리더는 이렇게 질문한다. "어때요? 한 번 쳐보니 배가 아프세요, 안 아프세요? 아프지 않으신 분은 손을 들어주시기 바랍니다."
대부분 손을 들게 되는데, 이때 리더는 "뱃살 좀 빼세요. 하하하"라고 말한다. 이어 배를 앞으로 절하듯이 35~45도 10회 접는다. 이때도 '하~'를 10회 정도 반복한다.

■ 5단계

손뼉을 머리 위에서 치고, 얼굴 앞에서 치고, 가슴 앞에서 치고, 배 앞에서 치고, 무릎 앞에서 치고, 다시 위로 올라오면서 상하로 10회 친다.

■ 6단계

동시에 얼굴, 목, 어깨, 가슴, 복부, 무릎 등을 움직이며 박장대소와 요절복통을 한다. 숙련이 되면 얼굴근육 80개, 몸의 근육 350개, 뼈 206개가 모두 움직이도록 웃어본다.

웃음 스킨십 스트레칭 8선

웃음은 기분을 좋게 하고 신체적인 스킨십은 신뢰감을 증진시키는데, 이때 도파민의 등의 호르몬이 분비된다. 본 스트레칭은 스킨십을 많이 하도록 만들었다. 히포크라테스도 마사지가 치료의 중요한 요소라고 강조했듯이 이 스트레칭을 하면 마사지와 같은 효과를 볼 수 있다.

■ 1단계 마냥좋아 웃음

• 대상 : 남녀노소
• 대형 : 커플 앉아서, 일어서서
• 효과 : 친밀감
• 방법 : 서로 마주 보게 하고 리더가 지시한다. "서로 눈을 보세요"라고 하면 서로 눈을 보고 크게 웃는다. 이어 귀, 눈썹, 이마, 머리, 코, 입술, 배 등을 명령할 때마다 쳐다보며 웃는다.

■ 2단계 하이파이브 웃음

• 대상 : 남녀노소
• 대형 : 커플 일어서서
• 효과 : 유연성, 근력, 지구력, 균형감, 친밀감
• 방법 : 서로 마주 보고 서서 오른손끼리 마주치며 아래에서 위로 크게 하이파이브하면서 하하하 – 왼손끼리 하하하 – 오른발끼리 하하하 – 왼발끼리 하하하 – 뒤로 돌아 엉덩이 여러 번 부딪치며 하하하 한다.

■ 3단계 돌려주며 웃음

- 대상 : 남녀노소
- 대형 : 커플 일어서서
- 효과 : 유연성, 근력, 지구력, 균형감, 친밀감
- 방법 : 서로 마주 보고 서서 오른손끼리 악수하고 하하하, 이어 왼손 악수하고 하하하, 이 때 양손은 꼭 잡는다. 그리고 그 상태에서 서로 머리 위에서 몸과 함께 돌려준다. 그러면 두 사람 다 멋있게 돌아간다. 이때도 손을 잡고 있어야 한다. 이어 서로 잡은 손으로 잡아 당기며 배치기를 한다.

■ 4단계 등대며 웃음

- 대상 : 남녀노소
- 대형 : 커플 일어서서
- 효과 : 유연성, 근력, 지구력, 균형감, 친밀감
- 방법 : 서로 등을 대고 서서 양팔을 뒤로 건다. 이어 오른쪽(둘이 한쪽 방향)으로 접으면서 하하하, 왼쪽(한쪽 방향)으로 접으면서 하하하, 앞(한쪽 방향)으로 접으면서 하하하 뒤(한쪽 방향)로 접으면서 하하하. 그야말로 한몸이 되어 움직이게 된다.

■ 5단계 안아주며 웃음

- 대상 : 남녀노소
- 대형 : 커플 일어서서
- 효과 : 유연성, 근력, 지구력, 균형감, 친밀감
- 방법 : 서로 마주 보고 서서 양손으로 허리를 안아준다. 온몸이 바싹 달라붙게 하여 한몸이 되게 한다. 이어 오른쪽으로 접으면서 하하하, 왼쪽으로 접으면서 하하하, 안으로 접으면서 하하하, 뒤로 접으로면서 하하하. 그야말로 한몸이 되어 움직이게 된다.

■ 6단계 시소 웃음

- 대상 : 남녀노소
- 대형 : 커플 일어서서
- 효과 : 유연성, 근력, 지구력, 균형감, 친밀감

- 방법 : 서로 등을 대고 서서 한 사람은 자기 등에 태워주고 한 사람은 상대방의 등에 눕는다. 이때 온몸을 이완시켜 편하게 눕는데 양발도 힘을 빼고 늘어지게 한다. 이때 중요한 것은 서로 양팔을 힘차게 걸어야 한다는 것. 어느 정도 익숙해지면 아래에 있는 사람은 자기의 허리와 엉덩이를 이용하여 웃으면서 좌우로 흔들어준다. 그래야 서로 허리운동이 된다.

■ 7단계 등대고 일어서기 웃음
- 대상 : 남녀노소
- 대형 : 커플 일어서서
- 효과 : 유연성, 근력, 지구력, 균형감, 친밀감
- 방법 : 서로 바닥에 등을 대고 앉아 양팔을 건다. 그리고 양 무릎을 가능한 한 직각으로 세운 다음 리더가 '하나, 둘, 셋' 하면 '하하하하' 웃으며 동시에 일어선다. 요령은 서로 등을 밀며 느낌으로 힘의 균형을 맞춰가며 일어서는 것이다.

■ 8단계 12동작 웃음
- 대상 : 남녀노소
- 대형 : 커플 일어서서
- 효과 : 유연성, 근력, 지구력, 균형감, 친밀감
- 방법 : 30cm의 거리를 두고 서로 등을 대고 선다. 그리고 리더의 '시작' 소리와 함께 서로 동시에 양손을 부딪치거나 잡는다.

동작은 양손을 어깨만큼 벌려 오른쪽(둘이 한쪽 방향)으로 어깨를 45도 돌려 양손을 어깨 옆에서 마주치며 '하나, 둘' 한다. 이어서 반대 왼쪽으로 양 손바닥을 치며 '셋, 넷' 한다. 이어 반대로 어깨와 허리를 돌려 허리 쪽에서 양 손바닥을 치며 '다섯, 여섯' 한다. 이어 반대로 돌려 양 손바닥을 치면서 '일곱, 여덟'을 한다. 이어 양손을 머리 위로 하여 꼭 잡고 흔들면서 '아홉, 열' 한다. 마지막으로 서로 자기 앞으로 허리를 굽혀 양손을 가랑이 사이로 넣어 상대방의 양손을 잡으며 이때는 엉덩이끼리 비비며 '열하나, 열둘' 한다. 이때 엉덩이의 꼬리뼈가 서로 부딪치는 소리가 들려야 한다. 이처럼 위의 동작이 익숙해지면 '하나, 둘, 셋, 넷~'이라는 구령보다는 '하하하하~'로 하는 것이 좋다.

웃음운동법

■ 웃음악수 나이뻐 웃음
- 대상 : 남녀노소
- 대형 : 파트너, 전체, 앉아서
- 효과 : 친밀감, 사회성, 자신감, 표현력
- 방법 : 서로 '하하하' 웃으며 악수한다. 그리고 얼굴을 마주 보고 얼굴이 안 보이도록 양손을 마주 대고 있다가 리더의 지시에 따라 '보여 줘' 하면 신비롭게 천천히 서로 양손을 벌리면서(얼굴을 천천히 보여주며) 앙증맞게 '나 이뻐' 하면서 크게 웃는다.

■ 가위바위보 칭찬웃음
- 대상 : 남녀노소
- 대형 : 파트너, 전체, 앉아서, 일어서서
- 효과 : 표현력, 친밀감, 사회성, 자신감
- 방법 : 서로 가위바위보를 하여 진 사람이 칭찬을 해주고 이긴 사람은 '당연하지' 하면서 크게 웃는다. 5명 이상 찾아가서 한다.

■ 최고야! 웃음
- 대상 : 남녀노소
- 대형 : 파트너, 전체, 앉아서, 일어서서
- 효과 : 친밀감, 자신감, 표현력
- 방법 : 서로 가위바위보를 하여 진 사람이 얼굴 앞에서 엄지를 아래에서 위로 올리며 '당신이 최고야! 당신은 짱이야!' 하며 크게 웃는다. 당신이라는 호칭을 직책으로 바꿔 불러주거나 선배님으로 해도 좋다. 이때 반드시 엄지로 해야 한다. 가운데 손가락으로 하면 오해받는다. '최고야! 웃음'이 익숙해지면 서로 칭찬해주고 웃도록 한다.

■ 네 좋습니다 속도 웃음
- 대상 : 남녀노소
- 대형 : 개인, 파트너, 전체, 앉아서, 일어서서

- 효과 : 친밀감, 복부운동
- 방법 : 서로 마주 보면서 박장대소로 웃는데 머리 위에서 아래로 손뼉을 치되 3회 왕복하면서 '네! 좋습니다. 하하하하' 하며 웃는다. 5명 이상 찾아가서 한다. 이때 리더가 '10km' 하면 천천히 치고, 30km, 50km, 100km 등에 따라 속도를 빠르게 치게 한다.
  예) 훌륭합니다. 짱입니다. 멋집니다. 최고입니다.

■ 감사 웃음

- 대상 : 남녀노소
- 대형 : 개인, 파트너, 전체, 앉아서
- 효과 : 감사의 표현력 향상
- 방법 : 눈을 지그시 감고 양손을 모아 기도하는 모습으로 웃는다. 그리고 '감사합니다. 하하하'를 연발한다.

■ 용돈타기 웃음

- 대상 : 남녀노소
- 대형 : 개인, 파트너, 전체, 앉아서, 일어서서
- 효과 : 애교심, 연기력, 표현력, 자신감, 성취감
- 방법 : 용돈을 받을 때 이왕이면 애교 있고 앙증맞게 웃으면서 받거나 주면 서로 재미있겠다는 상황을 가정해서 연출한다. 양 손바닥을 눕혀 길게 비비며(아부하는 모습) 동시에 '하하하하' 웃는다. 아빠나 엄마에게 다가가서 '엄마~ 만원만' 하면서 양 손바닥을 내민다. 그러면 용돈을 쉽게 타낼 수 있다.

■ 전기 웃음

- 대상 : 남녀노소
- 대형 : 파트너, 전체, 앉아서, 일어서서
- 효과 : 감성, 표현력, 친밀감, 상상력
- 방법 : 서로 마주 보고 가위바위보를 하여 이긴 사람이 진 사람의 몸에 손가락을 댈 때마다 감전이 된 것처럼 웃는다. 길게 대고 있으면 길게 웃어야 한다. 새끼손가락은 110볼트, 중지는 130볼트, 엄지는 150볼트로 정하여 볼트가 셀수록 크게, 길게 웃어야 한다.

■ 세이하하하 웃음

- 대상 : 남녀노소
- 대형 : 개인, 앉거나, 일어서서
- 효과 : 인지발달, 표현력, 자신감, 순발력, 성취감
- 방법 : 강사가 외치는 소리를 리듬을 넣어 랩 형식으로 다 함께 따라하며 웃는다. 강사가 '세이 하하' 하면 모두 '하하' 하고, 강사가 '세이 하하하' 하면 모두 '하하하' 하는 등의 활동을 통해서 하나가 되고 집중력이 강화된다.

■ 자기야몰라 웃음

- 대상 : 남녀노소
- 대형 : 파트너, 앉거나, 일어서서
- 효과 : 인지발달, 교치성훈련, 집중력, 표현력
- 방법 : '자기야, 자기야'(두 번 손뼉 치며) 짝짝, 깜찍하게 몸을 꼬며 '몰라, 몰라' 짝짝. 서로 번갈아가며 제스처를 하며 표현력을 보여준다. '짝짝' 손뼉을 '하하'로 바꿔 한다.

■ 뻔데기박수 웃음

- 대상 : 남녀노소
- 대형 : 개인, 파트너, 전체, 앉거나, 일어서서
- 효과 : 표현력, 상상력, 자신감, 친밀감, 성취감
- 방법 : 2인 1조로 하여 '뻔' 하면 자기 손뼉을 치고
  '데기' 하면 상대방의 손뼉을 치며 '하' 웃는다.
  예) 익숙해지면 아래와 같이 '뻔' 하면 '데기' 하면서 웃는다.
  뻔 데기
  뻔 뻔 데기데기(2회)
  뻔데기뻔데기(간주)
  뻔뻔뻔 데기데기데기(3회)
  뻔데기뻔데기(간주)
  뻔뻔뻔뻔 데기데기데기데기(4회)
  * 차츰 횟수를 늘려가되 박자를 맞춰가며 한다.

■ 핸드폰 웃음

- 대상 : 남녀노소
- 대형 : 개인, 파트너, 전체, 앉거나, 일어서서
- 효과 : 표현력, 친근감
- 방법 : 핸드폰에 전화 오는 소리가 들릴 때마다 먼저 폴더를 열지 않고 세 번 웃고 나서 전화를 받거나, 전화를 걸 때 번호를 누를 때마다 웃는다. 웃음 습관을 갖는 데 적절한 활동이다.

■ 배꼽잡고 웃음

- 대상 : 남녀노소
- 대형 : 개인, 파트너, 앉거나, 일어서서
- 효과 : 인지발달, 교치성훈련, 표현력
- 방법 : 서로 배꼽을 잡거나 검지를 배꼽에 끼우거나, 엄지와 집게손가락으로 집으며 크게 웃는다.

■ 섹시한 웃음

- 대상 : 남녀노소
- 대형 : 개인, 앉거나, 일어서서
- 효과 : 인지발달, 표현력, 상상력
- 방법 : '아~ 에~ 이~ 오~ 우~' 라고 발음하면서 얼굴 표정과 온몸을 섹시하게 표현하며 크게 웃는다.

■ 화장 웃음

- 대상 : 남녀노소
- 대형 : 개인, 앉거나, 일어서서
- 효과 : 집중력, 표현력, 상상력
- 방법 : 왼손에 화장품을 놓고 오른손은 화장품을 찍어 볼, 이마, 턱 등을 두드리면서 '하하하' 웃는다. 가능한 한 '참 예쁘구나', '와! 눈부셔라' 등의 감탄사를 하면서 웃는다.

■ 싱글벙글 웃음

- 대상 : 남녀노소
- 대형 : 개인, 파트너, 앉거나, 일어서서
- 효과 : 표현력, 친밀감, 자신감
- 방법 : 옆 사람과 얼굴을 보면서 양손을 얼굴 앞에서 안으로 혹은 밖으로 돌리면서 싱글싱글 웃고, 벙글벙글 하면 반대방향으로 돌리면서 '하하하' 웃는다.

■ 왕과 내시 웃음

- 대상 : 남녀노소
- 대형 : 개인, 파트너, 전체, 앉거나, 일어서서
- 효과 : 표현력, 상상력, 자신감, 친밀감, 성취감
- 방법 : 서로 가위바위보를 하여 이긴 사람은 왕 역할을 하고 진 사람은 내시 역할을 한다. 왕은 왕처럼 근엄하게 '하하하, 여봐라! 내시야!' 라고 말하고 내시는 이때 '네, 임금마마. 헤헤헤' 하며 웃는다. 왕이 '와서 안마해라. 춤춰라, 칭찬해라, 아부해라' 등의 명령을 내리면 내시는 그 문제를 해결해야 한다.

■ 재미있는 책 웃음

- 대상 : 남녀노소
- 대형 : 개인, 파트너, 전체, 앉거나, 일어서서
- 효과 : 표현력, 상상력, 자신감, 친밀감, 성취감
- 방법 : 재미있는 책을 읽는다고 가정하고 책장을 넘길 때마다 크게 웃는다. 서로 마주 보고 하면 더욱 재미있다.

■ 무아지경 웃음

- 대상 : 남녀노소
- 대형 : 개인, 파트너, 전체, 앉거나, 일어서서
- 효과 : 상상력, 표현력, 자신감, 다이어트
- 방법 : 적막강산에 나 혼자 있다고 가정하고 웃음으로 무아지경에 빠져본다. 그야말로 혼자 아무 생각 없이 계속 웃는다.

■ 장군 웃음

• 대상 : 남녀노소

• 대형 : 개인, 파트너, 전체, 앉거나, 일어서서

• 효과 : 표현력, 상상력, 자신감

• 방법 : 나에게 불필요한 모든 것들을 장군의 기개로 떨쳐버리는 웃음으로 '나는 힘센 장군이다. 나를 가로막는 모든 장애물은 비켜라. 우하하하하~' 하며 칼을 크게 위에서 아래로, 우방향에서 좌방향으로, 좌방향에서 우방향으로 비켜 치면서 크게 웃는다.

■ 말초신경 웃음

• 대상 : 남녀노소

• 대형 : 개인, 앉아서, 일어서서

• 효과 : 혈액순환, 전신운동

• 방법 : 여자는 가슴, 남자는 성기의 끝부분이 흔들리도록 웃는다. 일어서서 말 타는 자세로 양팔은 앞으로 크게 벌리고 특정부분이 많이 움직이도록 몸을 흔들면서 웃는다. 조금 음흉하게 웃는 것도 재미있다.

■ 잼잼 웃음

• 대상 : 남녀노소

• 대형 : 개인, 앉거나, 일어서서

• 효과 : 인지발달, 교치성훈련, 자신감, 성취감

• 방법 : 양손을 앞으로 내밀어 잼잼 하며 손을 쥐었다 폈다를 10회 한다. 익숙해지면 10회 세는 것은 머릿속으로 하고, 입으로는 '하하하~'로 웃음으로 10회 해본다. 의외로 쉽지 않아서 10명 중 1~2명은 더 웃거나 덜 웃게 되므로 또 웃음을 유발한다.

■ 기 웃음

• 대상 : 남녀노소

• 대형 : 개인, 앉거나, 일어서서

• 효과 : 인지발달, 교치성훈련, 집중력, 근력, 성취감

• 방법 : 양손을 주먹 쥐고 가슴 앞으로 번갈아가며 오른손부터 차례로 앞으로 뻗었다 당긴

다. 이때 웃음소리를 내며 한다. 집중력이 높아지며 운동의 효과도 있다.

예) 오른손부터 가슴 앞으로 뻗었다가 당기며 '하', 양손 앞으로 뻗었다가 당기며 '하', 왼손 앞으로 뻗었다가 당기며 '하', 양손 앞으로 뻗었다가 당기며 '하', 오른손 머리 위로 올렸다가 내리며 '하', 양손 머리 위로 올렸다가 내리며 '하', 왼손 머리 위로 올렸다가 내리며 '하', 양손 머리 위로 올렸다가 내리며 '하'.

■ 격파 웃음

- 대상 : 남녀노소
- 대형 : 개인, 전체, 앉거나, 일어서서
- 효과 : 자신감, 성취감, 표현력
- 방법 : 송판이나 이벤트용 기왓장에다 불면증, 조루, 비만, 우울증, 성인병, 스트레스, 아토피, 당뇨병, 노화, 암, 치매, 이기심, 욕심, 무질서, 공해, 오염, 미취업, 불행, 불결, 나태, 산재, 양극화, 왕따, 불효, 슬픔, 미움, 고독 등의 단어를 적어놓고 '하하하' 웃으면서 주먹으로 격파한다.

■ 하하호호 반대 웃음

- 대상 : 남녀노소
- 대형 : 개인, 앉거나, 일어서서
- 효과 : 인지발달, 집중력, 표현력, 순발력
- 방법 : 리더가 양팔과 손을 벌리면서 동시에 웃음소리로 '하하' 하면 '호호' 하고 '호하호하' 하면 '하호하호' 한다. 참가자들은 행동과 웃음소리를 리더와 반대로 한다.

■ 생수 웃음

- 대상 : 남녀노소
- 대형 : 개인, 전체, 앉거나, 일어서서
- 효과 : 표현력, 상상력, 성취감, 자신감
- 방법 : 오른손으로 생수를 컵에 따르는 흉내를 내며 '부어!' 왼손으로 '채워!' 오른손으로 마시는 흉내를 내며 '하하하' 웃는다. 생수 외에 막걸리, 숲속의 향기라고 말해도 좋다.

■ 버리기 웃음

- 대상 : 남녀노소
- 대형 : 개인, 앉거나, 일어서서
- 효과 : 집중력, 자신감, 표현력
- 방법 : 오른손으로 스트레스를 컵에 따르는 흉내를 내며 '부어!' 왼손으로 '채워!' 왼손으로 머리 뒤로 버리는 흉내를 내며 '하하하' 웃는다. 스트레스야 꺼져버려라, 질병아~, 비만아~, 암 덩어리야~, 우울증아~ 라고 말하든가, 아니면 양손으로 바닥에 무겁고 큰 고난의 덩어리를 머리 뒤로 던지는 흉내를 내며 웃는다.

■ 남천기소(男天氣笑) 웃음

- 대상 : 남녀노소
- 대형 : 개인, 파트너, 전체, 앉거나, 일어서서
- 효과 : 표현력, 상상력, 자신감, 친밀감, 성취감
- 방법 : 남자는 일어서서 말 타는 자세로 하늘을 향해 두 팔을 벌리고 태양을 끌어안고 성기를 흔들면서 웃는다. 가능한 한 몸을 많이 움직이는데 성기 부분이 흔들리도록 웃는다.

■ 여지기소(女地氣笑) 웃음

- 대상 : 남녀노소
- 대형 : 개인, 파트너, 전체, 앉거나, 일어서서
- 효과 : 표현력, 상상력, 자신감, 친밀감, 성취감
- 방법 : 여자도 일어서서 말 타는 자세로 땅을 향해서 두 팔을 벌리고 땅에 있는 기운과 음이온을 긁어모아 자궁 속에 채워 넣듯이 온몸을 흔들면서 웃는다. 가능한 한 몸을 많이 움직이는데 가슴 부분이 많이 흔들리도록 웃는다.

■ 명상 웃음

- 대상 : 남녀노소
- 대형 : 개인, 전체, 앉거나, 일어서서
- 효과 : 표현력, 상상력, 자신감, 성취감
- 방법 : 자리에 조용히 앉아 명상에 잠기며 은은하게 웃는다. 가능한 조용한 곳을 택하거나

산속에서 하면 더욱 효과적이다.

■ 발자국소리 웃음

• 대상 : 남녀노소

• 대형 : 개인, 전체, 일어서서

• 효과 : 호흡, 내장운동, 다이어트, 자신감

• 방법 : 걸을 때, 달릴 때, 산책할 때 발이 땅에 닿을 때마다 '하' 하고 웃으며 걷는다. 걷는 속도가 빠르면 웃음소리도 빨라진다. '하하'로만 하면 숨이 차니까 '하하', '호호'를 번갈아가며 한다. 산이 아니더라도 출퇴근할 때, 시장에 갈 때나 집에서도 가능하다.

■ 양손바꿔 웃음

• 대상 : 남녀노소

• 대형 : 개인, 전체, 앉아서, 일어서서

• 효과 : 인지발달, 교치성훈련, 가슴운동, 성취감

• 방법 : 태권도를 하듯이 양손을 동시에, 오른손은 손바닥을 펴서 앞으로 장풍을 쏘듯이 하고, 왼손은 주먹을 쥐고 허리에 댄다. 그리고 오른손 한 번, 왼손 한 번씩 번갈아가며 정권 찌르기를 하는데 무조건 앞으로 내민 손은 반드시 손바닥을 펴야 한다. 이렇게 하면서 손이 나갈 때마다 '하' 하고 웃어야 한다. 어느 정도 익숙해지면 리더는 '바꿔'라고 한다. 이 때도 마찬가지로 웃는 것은 똑같지만 나간 손은 주먹이 되도록 한다. 빠른 속도로 하거나 '바꿔'를 자주 하게 되면 매우 재미있다.

■ 양팔바꿔 웃음

• 대상 : 남녀노소

• 대형 : 개인, 전체, 앉아서, 일어서서

• 효과 : 인지발달, 교치성훈련, 어깨운동, 성취감

• 방법 : 오른팔은 얼굴 앞에서 상하로 '하하호호' 하며 크게 흔들고, 왼팔은 얼굴 앞에서 좌우로 '하하호호' 하며 크게 흔든다. 각각 연습을 한 다음 동시에 흔들어본다. 각 팔의 흔들림이 동시에 쉽게 되지 않는다. 어느 정도 익숙해지면 하는 도중 '바꿔'를 외쳐 혼동하게 한다. 이때 틀리게 되면 웃음이 나온다.

■ 아에이오우 웃음

• 대상 : 남녀노소

• 대형 : 개인, 전체, 다양한 자세로

• 효과 : 인지발달, 기관지운동, 혈액순환

• 방법 : 양 손바닥으로 배를 문지르며 크게 '아' 하며 소리 지른다. 그리고 다음은 '에' 하며
문지르고, 계속하여 '우' 까지 한다. 아래와 같이 연습해본다.

  1) 아〜하하하 에〜하하하 이〜하하하 오〜하하하 우〜하하하

  2) 아〜하하하 에〜헤헤헤 이〜히히히 오〜호호호 우〜후후후

  앉아서, 서서, 누워서, 엎드려서 등 다양한 자세로 한다.

■ 발기 웃음

• 대상 : 남녀노소

• 대형 : 개인, 전체, 앉거나, 일어서서

• 효과 : 표현력, 상상력, 자신감, 성취감

• 방법 : 양손으로 다리 가운데 큰 기둥이 있는 것처럼 잡고 힘겹게, 힘차게 들면서 '하하하'
웃는다.

■ 요실금 예방웃음

• 대상 : 남녀노소

• 대형 : 개인, 전체, 앉거나, 일어서서

• 효과 : 표현력, 상상력, 자신감, 성취감

• 방법 : 양발과 사타구니, 항문, 자궁 등의 아래를 조이면서 힘차게 웃는다.

■ 역도 웃음

• 대상 : 남녀노소

• 대형 : 개인, 전체, 앉거나, 일어서서

• 효과 : 표현력, 상상력, 자신감, 친밀감, 성취감

• 방법 : 바닥에 10kg의 돌이 있는 것으로 가정하고 어깨 뒤로 집어 던지는 흉내를 내며 웃
는다. 차츰 무게를 올려 10kg, 50kg, 100kg, 200kg의 돌을 집어 던지는 흉내를 낸다. 일

례로 스트레스, 소극적, 우울증, 게으름, 당뇨, 암 등의 단어를 각자 말하게 한 다음 그것을 힘겹게 들어 내팽개치는 당당한 연기를 하도록 한다.

■ 짱구 웃음
- 대상 : 남녀노소
- 대형 : 개인, 파트너, 전체, 앉거나, 일어서서
- 효과 : 표현력, 상상력, 자신감, 친밀감, 성취감
- 방법 : 먼저 박수게임으로 해본다. 그 다음 짝짝은 양손을 입가에 대고 '하하' 웃는다.

  예) 울퉁울퉁 ** 불퉁불퉁 ** 울퉁 * 불퉁 * 울퉁불퉁 **

  울퉁울퉁은 양손 바닥을 아래로 해서 쥐었다 폈다 한다. 하하는 입가에 양손을 대고 '하하' 웃는다. 불퉁불퉁은 손바닥을 위로 쥐었다 폈다 한다.

  ** 표시는 손뼉을 2번 치는 표시이나 양손을 입가에 대고 2번 '하하' 웃는 율동으로 바꿔 한다.

■ 요리 웃음
- 대상 : 남녀노소
- 대형 : 개인, 전체, 앉거나, 일어서서
- 효과 : 표현력, 상상력, 자신감, 친밀감, 성취감
- 방법 : 지글지글 ** 보글보글 ** 지글 * 보글 * 지글보글 **

  방법은 짱구 웃음과 같다.

■ 기차박수 웃음
- 대상 : 남녀노소
- 대형 : 개인, 파트너, 전체, 앉거나, 일어서서
- 효과 : 표현력, 상상력, 자신감, 친밀감, 성취감, 순발력
- 방법 : 리더는 모자를 쓰고 손수건을 오른손에 들고 나와서 흔드는데 리더가 왼쪽으로 가면 참가자들은 '칙' 하고, 오른쪽으로 가면 '폭', 가운데서 왼쪽으로만 2회 흔들면 '칙칙', 오른쪽으로 2회 흔들면 '폭폭'이라고 외친다. 리더는 가끔 박자에 맞춰 모자를 벗는데 이 때 힘차게 기차 클랙슨 소리(윅윅)를 내도록 한다.

  익숙해지면 '칙' 할 때 '하', '폭' 할 때 '호'를 말하도록 약속한다. '칙칙폭폭' 할 때는 '하하

호호'를 하도록 한다. 리더가 '폭칙폭', '칙폭폭'이라고 다양하게 말하여 웃음을 유발하도록 한다.

■ 얼굴 보며 손 대며 좌우 웃음
• 대상 : 남녀노소
• 대형 : 개인, 파트너, 전체, 앉거나, 일어서서
• 효과 : 표현력, 상상력, 자신감, 친밀감, 성취감
• 방법 : 서로 양손을 맞대고 동시에 좌로 우로 얼굴을 움직이면서 웃게 한다. 이때 리더가 "서로의 눈을 보면서 웃으세요. 코를, 진지하게 입술을, 가슴을, 거시기를"이라고 말해준다.

■ 8동작 웃음
• 대상 : 남녀노소
• 대형 : 개인, 파트너, 전체, 일어서서
• 효과 : 표현력, 상상력, 자신감, 친밀감, 성취감
• 방법 : 일어서서 양손으로 손뼉을 친다. 머리 뒤에서 손뼉 1번, 머리 앞 손뼉 1번, 허리 뒤에서 1번, 배 앞에서 1번, 오른다리 들면서 무릎 뒤에서 1번, 무릎 앞에서 1번, 왼다리 들면서 무릎 뒤에서 1번, 무릎 앞에서 1번의 손뼉을 치면 총 8번을 치게 되는데 노래에 맞춰 친다. '남행열차' 음악에 맞춰 손뼉을 쳐보면 무척 재미있다. 손뼉을 칠 때 동시에 '하'로 웃어준다.

■ 노래 웃음
• 대상 : 남녀노소
• 대형 : 개인, 파트너, 전체, 앉거나, 일어서서
• 효과 : 표현력, 상상력, 자신감
• 방법 : 예를 들어 '비 내리는 호남선'은 다음과 같이 부르면 된다.
비 내리는 호남선 하하하하(사이에 박자에 맞춰 '하하하하'를 하는데 이때 리더가 오른손으로 사인을 해줘야 한다.) 남행열차에 하하하하 흔들리는 차창 너머로 하하하하.
예1) 손이 시려워. 하하하하하하(길게 웃는다.) 발이 시려워. 하하하하하하
예2) '고향의 봄' 가사에 맞춰 '나의 살던 고향은 꽃피는 산골~' 이렇게 부르지 말고 처음부터 '하하하하 하하하 하하하하하'로 개사하여 부른다.

가능한 힘찬 리듬의 노래를 선정하여 부르는 것이 재미있다.

■ 권투 웃음
- 대상 : 남녀노소
- 대형 : 개인, 파트너, 전체, 앉거나, 일어서서
- 효과 : 다이어트, 표현력, 자신감
- 방법 : 권투선수처럼 권투를 하는데 손이 나갈 때마다 '하' 하고 웃다가 리더가 'KO' 라고
  소리 지르면 박장대소와 요절복통으로 웃는다.

웃음테크

■ 하루 종일 신나게 웃으며 사는 법
- 아침은 아침부터 하하하 : 양손을 입가에 꽃처럼 활짝 피우고 웃는다.
- 점심은 점점 크게 하하하 : 양손을 얼굴 앞에서 크게 원을 만들며 웃는다.
- 저녁은 저절로 하하하 : 양손을 가슴에 X자로 하고 웃는다.

■ 1주일 내내 웃으며 사는 법
- 월요일은 월래부터 웃고
- 화요일은 화가 나도, 화장실에서, 화사하게 웃고
- 수요일은 수수하게, 수려하게, 수줍게 웃고
- 목요일은 목숨 걸고, 목 터지게, 목젖이 보이게 웃고
- 금요일은 금방 웃고, 또 웃고
- 토요일은 토하도록, 토실토실 웃고
- 일요일은 일없이, 일찍 일어나서, 일부러 웃자.

■ 1주일 내내 웃음과 여가 즐기기
- 월요일은 달月하여 달밤에 달리기
- 화요일은 불火하여 불로 찜질하거나, 맨발로 걷거나, 춤추고

- 수요일은 물水하여 수영하러 가고
- 목요일은 나무木하여 삼림욕, 숲치료하러 산에 가고
- 금요일은 쇠金하여 헬스클럽이나, 동네 뒷산에 철봉하러 가고
- 토요일은 흙土하여 가족과 주말농장에 가고
- 일요일은 날日하여 하루 종일 일없이 웃자.

■ 1년 내내 웃고 사는 법
- 1월은 일없이 일삼아 웃고
- 2월은 이유 없이, 이판사판 맘대로 웃고
- 3월은 삼삼하게 웃고
- 4월은 사정없이, 사근사근 웃고
- 5월은 오부지게, 오붓하게, 오순도순, 오줌 싸며, 오늘만 웃지 말고
- 6월은 유쾌하게 웃고
- 7월은 칠칠하게 웃고
- 8월은 팔팔하게 웃고
- 9월은 구수하게 웃고
- 10월은 시끌벅적, 시원하게 웃고
- 11월은 일일이, 열 번 웃고 한 번 더 웃고, 시비 걸어도 웃고
- 12월은 십이지장이 끊어지도록 웃자.

■ 4계절 웃음과 즐기기
- 봄에는 꽃과 함께 웃고
- 여름에는 물과 함께 웃고
- 가을에는 열매와 함께 웃고
- 겨울에는 눈과 함께 웃고

■ 박장대소 10계명 (가정, 직장, 학교)
- 1계명 일어나자마자 오늘도 '상쾌하게 하하하하하'
- 2계명 세수할 때 거울 보며 '예쁘게 하하하하하'
- 3계명 아침식사 할 때 '거뜬하게 하하하하하'

- 4계명 집을 나설 때 '활기차게 하하하하하'
- 5계명 직장에서 만나는 사람과 하이파이브 하면서 '신나게 하하하하하'
- 6계명 점심식사 할 때 '맛있게 하하하하하'
- 7계명 일하면서 아랫배 두들기며 뱃살대소로 '튼튼하게 하하하하하'
- 8계명 퇴근할 때 박장대소로 '보람차게 하하하하하'
- 9계명 저녁운동 시작하며 요절복통으로 '건강하게 하하하하하'
- 10계명 잠자기 전 홍소로 '감사하게 하하하하하'

■ 박장대소 7대 운동 (가정, 직장, 학교)

- 웃음 bow : 1단계(안녕하세요), 2단계(악수), 3단계(하하하), 4단계(칭찬)
- 웃음 line : 웃음 라인을 지정하여 그 선을 넘거나 밟을 때마다 웃기
- 웃음 time : 9시, 12시, 18시 등 특정시간을 정하여 전체가 웃기
- 웃음 zone : 웃음지역을 선정, 그 장소에서 머물거나 통과할 때 웃기
- 웃음 leader : 가장 많이 웃는 직원에게 펀리더 · 킹 · 퀸 선정, 왕관 수여
- 웃음비타민 day : 과일, 비타민, 피자, 아이스크림, 사다리타기 등
- 웃음칭찬 mail : 핸드폰, 이메일, 카드, 칠판, 홈페이지 게시판 등

■ 직장에서 펀데이

- 회의시간 웃기 : 개인기, 퀴즈, 유머하기, 노래하기, 칭찬하기, 10초간 웃기, 10초간 박수치기
- 맵시데이 : 매월 1일에는 캐주얼 복장, 독특한 복장으로 출근하는데 맵시상을 수여
- 호프노래방데이 : 매월 말일경에 부서별로 호프집이나 노래방 가기
- 칭찬데이 : 칭찬운동으로 칭찬카드, 폰메일 보내기
- 촌극데이 : 1년 중 창립기념일이나 단합대회 때 부서별로 촌극 발표
- 프리데이 : 매주 수요일은 결재나 야근이 없고 가정에 봉사하는 날
- 문화데이 : 부서별로 영화, 공연, 전시장 가기
- 비타민데이, 아이스크림데이 : 과일, 과자, 피자, 아이스크림, 드링크 등을 나누기
- 사다리데이 : 사다리를 그려 걸리면 적절한 것으로 한턱 내기
- 역할바꾸기데이 : 1년에 한 번씩 사장과 직원 간의 역할 바꾸기
- 스킨십데이 : 오후 나른한 시간에 서로에게 안마 해주기
- 크레이지데이 : 미치는 날을 정하여 노래방, 나이트클럽, 호프집, 산행, 새벽산책, 특별강좌

개설 등으로 그 시간은 그 일에 미치기

- 단합대회 : 연 1회 편경영 워크숍, 운동회, 야유회, 축제, 송년회 개최
- 운동, 경연데이 : 피구, 족구, 배구, 축구, 포켓볼, 온라인 게임데이
- 파이팅데이 : 소리를 지르며 파이팅하는 날로 누군가 선창을 하면 그 동작을 따라하기
  예) 기쁘게, 예쁘게, 우습게, 겁나게, 신나게, 섹시하게, 유쾌하게, 통쾌하게, 상쾌하게, 후
  끈하게, 화끈하게, 졸나게, 징하게, 넓게, 깊게, 크게, 놀랍게, 아름답게, 시원하게, 웃
  기게, 두껍게

웃음관계훈련

1. 친구에게 재미있는 퀴즈를 내고 이름을 받으세요.

   퀴즈 :

   정답:

2. 가장 웃기게 생긴 사람을 간질이고 이름을 받으세요.

3. 친구 앞에서 10초간 노래하면서 춤을 추세요.

4. 친구의 털 중 가장 신기한 것 1개를 간직하세요.

5. 친구 앞에서 '웃음은 국력' 하면서 팔굽혀펴기 8번을 하세요.

6. 친구의 허리띠나 사진을 빌려보세요.

7. 친구의 배꼽에 OK나 O자를 표기하세요.

8. 친구에게 본인 이름으로 삼행시를 짓게 하세요.

9. 다시 만나 저녁식사를 사주고 싶은 사람은?

10. 키스, 연애를 한 번도 안 해본 이성을 찾아보세요.

11. 내가 그토록 바라는 이성에게 팔목걸이로 매달리세요.

12. 친구에게 10초 이상 포복절도하며 크게 웃어주세요.

13. 친구에게 돼지, 소, 고양이, 여우 흉내를 1분간 보여주세요.

14. 친구에게 10초간 크게 박장대소를 하세요.

15. 정동진, 강구항, 피아골, 채석강(1곳)에 가본 사람을 찾으세요.

16. 3월에 생일, 출산일, 결혼기념일이 있는 친구를 찾으세요.

17. 구멍 난 양말을 신은 친구를 찾으세요.

18. 모유가 분유보다 좋은 점 5가지를 말하세요. 예) 휴대간편, 부자공용

19. 이성의 손을 잡고 무릎을 굽힌 채 "당신을 처음 본 순간 저는 그만 웃겨 죽는 줄 알았어요"라고 고백하세요.

20. 아직까지 인사 못한 친구에게 인사를 나누고 이름을 받으세요.

※ 모든 활동은 실제로 해야 하며, 증거물을 제시해야 합니다.
※ 본인이 직접 해야 할 일과 친구가 해야 할 일이 있으며 한 사람이 본인에게 한 번 이상 써줄 수 없습니다.

Chapter 11

실전 스트레스치료법 2 - 음악치료

음악치료란 무엇인가

최근 많은 사람들이 스트레스 해소와 신경 안정을 위해서 음악치료법을 이용하고 있으며 정신병원, 일반병원에서 환자들을 전문적으로 치료하는 데에도 음악을 많이 사용하고 있다. 적절한 음악을 통해 호흡조절과 함께 명상에 잠길 수도 있으며 긴장을 풀고 쉴 수도 있고 생활리듬을 회복할 수 있어서다.

증세가 심한 신경증이나 정신질환도 기존의 치료방법인 상담, 아트, 레크리에이션, 약물치료 등과 함께 음악요법이 큰 치료효과를 주고 있는 것으로 알려지고 있다. 음악은 선율에 따라 우리 마음에 평온을 가져다주기도 하고 흥분, 반성, 다짐, 협동, 정의감, 투쟁심을 불러일으키기도 한다.

음악이 우리의 정신과 마음에 미치는 영향성에 관하여 그 과학적 근거를 주목하기 시작한 것은 최근의 일로 물리학과 공학 분야의 분석기술 향상으로 그 신비가 서서히 과학적으로 증명되고 있다. 한 예로 영국의 과학잡지 〈네이처〉지는 모차르트 피아노곡이 뇌 활동을 촉진시킨다는 실험 결과를 소개하기도 했다.

음악을 청취하는 가장 좋은 방법은 아무도 방해하지 않는 조용한 방이나 적절한 장소에서 가능한 편안한 자세로 누운 다음 기운을 뺀 상태에서 잡념을 버리고 음악에 빠져드는 것이다. 이렇게 하면 기분이 좋아지거나 편안해지고 긴장이 해소되는 심리적인 반응을 일으켜 혈압, 호흡, 위장, 뇌 등의 신체적 기능과 함께 조직적 사고 기능에 영향을 준다.

음악의 멜로디는 언어능력과 관련된 좌뇌에 영향을 주고, 주조(톤)는 대뇌와 관련되며 리듬은 우뇌에 영향을 준다. 인간의 심리는 항상 흥분과 진정의 양극 간을 흔들리고 있으면서도 밸런스를 유지하고 있고, 한쪽으로 너무 치우친 불안정한 상태를 카타르시스로 원상회복하고자 한다. 바로 이 지점에서 음악의 선율이 매개체로써 적절하게 이용되고 있는 것이다.

음악치료는 음악연주요법과 음악감상요법, 노래발성요법 등 세 가지가 있다. 구미에서는 오래전부터 환자의 치료와 스트레스 해소에 음악을 이용해왔다. 이들 나라에서는 환자 치료에 알맞은 음악을 전문적으로 만드는 작곡가들이 많이 있으며, 이들의 음악이 빌보드 차트 상위에 여러 차례 오르는 등 인기를 구가하고 있다.

음악치료는 상당히 오래전부터 시작됐다. 예를 들어 사탄에 빠진 사울왕의 영혼을 구하기 위해 다윗왕은 자신의 하프에 의지했으며, 바다의 요정들이 그리스의 선원들을 유혹할 때도 달콤한 노래를 이용했다고 전해진다. 특히 기원전 6세기경의 철학자이자 수학자인 피타고라스는 음악치료요법의 선구자이기도 하다.

미국의 경우 지난 40년대에 향군병원에서 2차대전 때의 전상자들을 상대로 처음으로 음악치료법을 쓴 것이 이 방면의 효시라 할 수 있다. 미국의 대학에는 음악치료사 자격증을 갖고 있는 의사가 7천여 명에 이르며 프랑스에도 3천여 명이나 된다.

영국에서는 공장 노동자들에게 '일하면서 듣는 음악'을 만들어 생산 현장에서 배경음악으로 활용, 생산성을 높인 사례가 있었다. 또한 일본의 한 농장의 실험 결과를 보면 각각 다른 음악을 젖소와 닭에게 들려준 결과 음악의 종류에 따라 젖이나 계란의 생산량에 차이가 났다.

인간의 뇌와 음악의 관계

인간이 평온함을 얻고 몸과 마음이 안정되어 있을 때, 뇌의 알파파가 증가한 다는 사실이 과학적으로 입증되고 있다. 사실 우리가 눈을 감고 명상하고 있으면 뇌에는 알파파가 발생하게 된다. 뇌파는 우리 뇌의 활동 상태를 반영하는 두피의 표면에 나타나는 미약한 전기파다.

뇌의 활동 상태에 따라 파장의 형태와 주파수가 변하기 때문에 뇌파 측정기로 파장의 형태를 분석하면 시시각각으로 변하는 뇌의 상태를 알 수 있다. 뇌의 활동 상태를 알기 위해 자주 이용되는 방법은 정신이 안정되어 있는 상태와 그렇지 못한 일상적인 상태를 비교해보는 것이다.

뇌파의 형태는 다음과 같이 4단계로 나뉜다.

● 데타파 : 0.5~4Hz / 깊은 수면 상태

● 세타파 : 5~7Hz / 옅은 수면 상태, 잠이 들려 하는 상태

● 알파파 : 8~13Hz / 가장 안정된 상태, 긴장을 풀고 쉬는 상태

● 감마파 : 20Hz 이상 / 뚜렷한 흥분 상태

음악의 선율에는 일정한 요동(떨림)이 있는데 이는 자연적인 소리에서 나오는 것과 인공적인 소리에서 나오는 것으로 구분할 수 있다.

먼저 3. 1/f 특성요동(떨림)과 음악에 대해 알아보자. 우리는 귀뚜라미, 매미, 새소리나 시냇물 흐르는 소리, 파도소리 등의 리듬에서 상쾌함과 평온함을 느낀다. 이러한 현상은 어떤 편안한 상태가 시간과 함께 조금씩 변화하는 요동, 즉 떨림이라는 물리현상과 깊은 관계가 있다고 한다.

한편 파도소리의 리듬과 졸졸 흐르는 시냇물 소리의 변화에는 어떤 특이한 장점이 있음을 알게 됐다. 이것을 과학자들은 '1/f특성요동'이라 부르고 있다. 우리 인간이 만들어 낸 음악 중에도 1/f특성을 포함하는 음악이 많이 있다.

그런가 하면 4. 1/f요동은 평온의 정수라 할 만하다. 자연계가 어떤 선율로 인간에게 상쾌함과 평온함을 느끼게 해준다면, 인공적으로 같은 소리를 만들 수 있지 않을까 하는 생각에서 최근 많은 연구가 진행되어왔다. 그 연구 결과를 토대로 1/f요동을 나타내는 음악을 만들어내고 있다.

1/f특성을 가진 음악을 듣는다는 것은 1/f요동의 자극으로 인간의 정신, 마음, 신체에 영향을 준다는 뜻이다. 그것은 평온의 정수를 받아들이는 것과 마찬가지다. 즉, 자연의 소리를 모방하여 1/f특성에 맞는 소리를 만들어 인간에게 들려줌으로써 평온함을 갖도록 해주는 것이다. 우리가 1/f요동을 가득 담은 음악을 듣게 되면 뇌파에 알파파가 점점 증가한다는 것을 확인할 수 있다. 이외에 기공체조, 마인드 컨트롤 훈련, 단학, 요가 등을 행하는 명상의 시간에도 알파파가 많이 증가된다.

실전 음악치료

음악요법은 도입 → 호흡조절 → 명상 → 보다 깊은 명상 → 휴식 → 원상회복의 단계를 거쳐 실시된다. 다음 표는 음악치료에 사용될 수 있는 명곡들을 정리한 것이다. 증상별로 치료음악을 선택하여 듣다 보면 효과를 볼 수 있을 것이다.

증 상	작곡가	치료 음악
우울증	차이코프스키	우울한 세레나데, 비창
	베토벤	코리올란 서곡
	시벨리우스	핀란디아, 슬픈 왈츠
	바그너	파르지팔 전주곡
	슈베르트	현악 4중주곡 14번 D단조
		죽음과 소녀
	리스트	헝가리 광시곡 2번 C단조
	드뷔시	교향시 바다

증 상	작곡가	치료 음악
불안, 초조	비제	어린이의 놀이
	거슈인	쿠바 서곡
	쇼팽	폴로네이즈 1번
	라흐마니노프	피아노 협주곡 2번
	토셀리	세레나데
	차이코프스키	백조의 호수
고혈압	바흐	바이올린 협주곡 A단조
	브람스	4중주곡 제1번 C단조
		현악 4중주 2번
	드보르자크	신세계 교향곡
	차이코프스키	백조의 호수
위장장애	브람스	피아노 제3중주 F장조
	모차르트	소나타 E단조
	슈베르트	세레나데
	차이코프스키	멜로디
중 풍	브람스	헝가리 무곡
두통 불면증	리스트	헝가리 랩소디 11번
	요한 스트라우스	왈츠
	바흐	골드베르그
부부싸움 뒤에	모차르트	제20번 D단조 K466
		피아노 협주곡 24 C단조
		K466의 2악장
열등감	베토벤	교향곡 9번 합창
	브람스	환상 교향곡 4번
자살충동	모차르트	교향곡 40번
	베토벤	교향곡 5번
	헨델	오라토리오(메시아)
	차이코프스키	교향곡 6번 B단조(비창)
거친 피부	쇼팽	연습곡 3번, 이별의 곡
	드뷔시	갈색머리 소녀
	바흐	토카타와 푸가

증 상	작곡가	치료 음악
스트레스	베르디	레퀴엠
	말러	교향곡 2번 부활
	멘델스존	바이올린 협주곡
욕구불만 분노, 불쾌	하이든	교향곡 103번 변 E장조(북치기)
	요한 스트라우스	폴카(천둥고 번개)
	시벨리우스	교향시(핀란디아)
	스트라빈스키	발레음악(봄의 제전)
	모차르트	레퀴엠
피 로	비발디	협주곡 4계(봄)
	헨델	모음곡(수상음악)
	하이든	현악 4중주곡 F장조
	베토벤	바이올린 협주곡 D장조
	멘델스존	서곡(조용한 바다의 즐거운 항해)
	쇼팽	빗방울 전주곡
자신감 향상	말러	교향곡 1번 거인
	모차르트	교향곡 주피터
기분좋게 잠들게 하는 음악	헨델	라르고
	쇼팽	피아노 협주곡 제1번 E단조
		작품 11의 야상곡
	모차르트	클라리넷 협주곡 A장조
		K622의 2악장
아이디어 착상	차이코프스키	피아노 협주곡 1번
	스트라빈스키	봄의 제전
졸음 예방	쇼팽	교향곡 4번 이탈리아
어린이 지능발달	모차르트	아이네 클라이네 나하트 뮤직 2악장

Natural Stress Treatment

Chapter 12

실전 스트레스치료법 3 – 울음치료

울음은 인체에
어떤 영향을 미칠까

의학자들에 의하면 사람의 기분은 우리 몸에 직접적으로 생물학적인 영향을 끼친다고 한다. 보통 웃음이 건강에 큰 도움이 된다고 알고 있는데, 울음 또한 웃음 못지않게 건강의 지표가 된다. 이에 대해 의외라 생각하는 사람들도 적지 않겠지만 사실이 그렇다.

얼마 전 암을 세 번이나 극복한 어느 노교수의 방송을 보았다. 인터뷰에서 그는 "내가 암을 이겨낼 수 있었던 것은 맞춤운동의 효과도 컸지만 울고 싶을 때 크게 소리 내 울었기 때문"이라고 말했다.

다이애나 황태자비가 교통사고로 사망하자 그 슬픔으로 영국인들이 아주 많이 울었다고 한다. 그리고 그렇게 울고 나자 우울증 환자가 평소의 절반 수준으로 떨어졌다고 한다. 이를 두고 심리학자들은 울음으로 스트레스를 날려보냈기 때문으로 풀이하며 '다이애나 효과' 라고 명했다.

일본 시사주간지 〈아에라〉는 30~40대 남녀 400명을 대상으로 한 설문조사를 바탕으로 눈물의 효능을 소개한 적이 있다. 눈물이 직장과 일, 부부관계뿐만 아니라 건강을 지키는 데도 큰 도움을 준다는 것이다.

눈물에 관한 재미있는 실례가 또 있다. 도쿄의 신생 광고회사 '비루콤'은 신입사원을 채용할 때 남 앞에서 울 수 있는지를 묻는다고 한다. 다른 사람 앞에서 울 수 있는 사람은 그 어떤 자존심도 버리고 성실하게 일할 수 있다는 얘기다.

눈물은 또 잠자리를 기피하는 섹스리스 부부에게도 효과가 있다. 부부끼리 진지하게 울고 난 다음에는 자연스럽게 스킨십으로 연결되는 효과가 있기 때문이다. 실제로 설문조사에서도 여성의 82%, 남성의 58%가 사랑 때문에 울어본 적이 있다고 대답했다.

'웃어라, 웃어야 한다'고 주장하던 필자가 갑자기 '울어라, 울어야 한다'고 얘기하니 도대체 무슨 말인가 의아할 것이다. 우는 일은 웃는 일과 같은 선상에 있는 공존의 감정이라고 보면 된다. 그러므로 우는 것은 웃는 것과 같은 효과가 있다.

중증 류머티즘 환자들에게 눈물을 흘리게 한 뒤 면역기능의 변화를 관찰한 결과, 스트레스 호르몬인 코르티솔 수치와 류머티즘을 악화시키는 인타로이킨-6의 수치가 떨어지고 암을 공격하는 NK세포가 활성화됐다는 실험결과가 있다.

사람들은 대체로 울음과 웃음이 정반대의 현상이라고 생각한다. 하지만 웃음요법 못지않게 울음요법도 치료효과가 뛰어나다. 울음요법은 잠시 무의식 상태에 빠지는 최면과는 다르다. 자신의 기억 속에 저장된 정신적 충격을 스스로 기억해내고 이를 눈물로 배설하는 과정이다.

사랑하는 사람이 세상을 떠나고 나서 슬픔에 잠겨 있던 캐럴이라는 미국 여성이 울음요법으로 치료를 마친 후 웃음을 되찾은 사례는 유명하다. 그래서 운다는 것은 매우 건강한 것이라고 말할 수 있다. 우는 과정을 통해 과거의 심적 고통이 치유되기 때문이다. 과거를 묻어두고는 정상적으로 살아갈 수 없다. 물론 그 울음이 고통과 연결됐을 때 그렇다는 얘기다.

한편 어느 사회에서나 남자의 눈물은 오랫동안 금기시되어 왔다. 우는 것은 남자답지 않다고 생각하기 때문이다. 하지만 울 땐 울어야 한다. 실컷 울고 나면 후련함이 찾아올 것이다. 우는 일을 잘 해야 웃는 일도 잘 할 수 있다.

눈물은 여러 가지 배설 행위 가운데 오랫동안 그 이유가 정확하게 밝혀지지 않은 것이기도 하다. 전문가들은 감정적인 눈물이 정신적인 충격을 없애준다는 데 한결같이 동의한다.

눈물은 웃음과 함께 신이 인간에게 내려준 가장 큰 선물이자 우리 몸의 자연 방어제다. 웃음이 기분을 바꿔주고 면역력을 높이는 것처럼 울음도 스트레스를 해소시켜 몸과 마음을 건강하게 해준다. 이왕 울고 싶다면 마음껏 울어보자. 소리 높여 엉엉.

눈물의 효능

앞서 소개한 바와 같이 다이애나 왕세자비가 교통사고로 사망한 즈음, 영국의 우울증 환자가 반으로 줄어든 현상을 두고 심리학자들은 '다이애나 효과' 또는 '다이애나 베니핏', '다이애나 신드롬'이라고 명명했다.

다이애나의 죽음을 원인으로 시작된 눈물이 개개인 감성의 저 밑바닥까지 훑고 내려가면서 가슴속 깊이 쌓였던 오랫동안의 스트레스와 분노, 아픔들을 함께 씻어내린 것이다. 나를 위해 울든, 남을 위해 울든, 무엇 때문에 울든 시작점은 달라도 눈물로 인해 인간의 마음이 거쳐가는 간이역과 종착점은 동일하다. 마음속이 개운해지면서 행복감이 찾아오고, 그로 인해 정신적 · 육체적인 건강을 유지할 수 있다는 얘기다.

생리학적으로 볼 때 '누액(淚液)'이라 불리는 눈물은 98.5%가 물이고 나머지는 염분 · 칼륨 · 알부민 · 글로불린 등의 단백질로 구성되어 있다. 눈물이 짠 이유는 눈물 속에 포함된 나트륨 성분 때문이다.

그런데 눈물의 종류에 따라 그 짠 정도가 다르다고 한다. 기쁨 또는 슬픔으로 인한 눈물의 짜기는 비슷한데 분노의 눈물은 더 짜다는 것이다. 분노를 느끼면 교감신경이 흥분됨으로써 나트륨이 더 많이 나오기 때문이다.

미국의 생화학자인 윌리엄 프레이는 생물학적 기준에서 눈물을 세 가지 유형으로 분류했다. 첫째는 눈동자의 표면을 촉촉하게 적셔 윤활유 역할을 하는 '지속적인 눈물'이다. 이 눈물은 눈동자를 깜박일 때마다 조금씩 배출되어 눈동자의 표면에 골고루 퍼져 외부에서 침입한 박테리아와 세균 등을 세척해 주는 역할을 한다.

둘째는 '자극에 의한 눈물'로서 양파를 깔 때 흘리는 눈물처럼 외부 자극에 의해 만들어진다. 양파가 내뿜는 황산 등이 눈동자를 자극하면 눈은 이 자극적인 물질을 희석시키기 위해 자동으로 눈물을 흘리는 것이다.

셋째가 우리에게 가장 중요한 '감정적인 눈물'이다. 강력한 감정이 불러오는 이 눈물에는 고단백질이 함유되어 있다고 윌리엄 프레이는 설명한다. 이런 눈물이 몸과 마음이 스트레스를 받을 때 생겨나는 좋지 않은 화학물질, 예를 들어 프로락틴 같은 성분들을 몸 밖으로 밀어낸다는 것이다. 감정적인 눈물은 우리 몸을 정상화시키고 지켜주는 파수꾼 역할을 한다.

오래전 인기리에 방영되었던 〈접속〉이라는 영화에서 여주인공은 '안구건조증'이라는 병을 앓고 있었다. 그러나 영화를 보노라면 그 병은 바로 주인공이 누군가를 사랑하면서도 표현하지 못하는 가슴앓이 때문에 비롯되었으며, 그런 마음의 상처가 그녀의 삶을 지치고 우울하게 만드는 더 심각한 병이었음을 알게 된다.

그녀는 고민의 과정에서 언제부턴가 눈물을 흘리게 됐고, 마지막 장면에서는 진정한 사랑을 만나 기쁨의 눈물을 흘리며 비로소 환하게 웃는다. 이처럼 관객이 만족스러워하는 해피엔딩 드라마에는 대개 눈물이 먼저 등장하는 것을 볼 수 있다.

최근 〈울어야 삽니다〉를 출간한 암 전문의 이병욱 박사는 "가장 정직하게 눈물을 흘리는 시간은 꼭 필요합니다. 모든 것을 토해내듯 우십시오"라고 말한다. 암 전문의로서 많은 암 환자를 만나 대화를 나누었고 그 과정과 치유법을 소개한 그가 최종 터득한 것이 바로 '울음치료법'이다.

분노 · 화 · 미움 · 슬픔처럼 눈물로 덜어내야 하는 일들을 참고 외면할 때 가슴속에 쌓인 감정들은 독소가 되고 몸의 생기마저 빼앗아간다. 결론적으로 가슴속에 맺힌 슬픔과 한을 눈물에 담아 펑펑 쏟아내야 몸 안의 독소가 배출돼 건강하게 살 수 있다는 얘기다.

이병욱 박사는 또 이렇게 강조했다.

"웃음을 파도에 비유한다면 눈물은 해일입니다. 마음 깊은 곳에 가라앉아 있는 상처들을 완전히 끌어올려 씻어내지 않으면 마음에 병이 생기고, 이것은 곧 몸의 병이 됩니다."

의학적으로 볼 때 우리가 눈물을 흘리면 면역글로불린G 같은 항체가 두 배 이상 증가하면서 암세포를 억제하거나 감소시킨다는 것이 그의 설명이다. 항체는 독소를 중화시키고 병원균이 인체 세포에 접합하는 것을 차단하며, 소화기계도 원활하게 움직일 수 있도록 해 소화력이 크게 늘어난다. 또 목놓아 울게 되면 복근과 장이 운동을 시작해 그 기능도 좋아진다는 것이다.

'울기 프로그램'은 이미 미국과 유럽 등지에서 요가 수련법의 하나로 각광받고 있다. 세계적인 팝 가수인 존 레넌은 1970년에 프라이멀요법(primal therapy), 즉 인간 감정의 초기 단계인 유아기의 고통을 다시 경험하게 함으로써 내면의 상처를 치유하는 치료를 받았다. 평화와 자유를 노래했던 존 레넌도 아이처럼 엉엉 울면서 정서를 순화시키는 방법을 사용함으로써 비로소 마음의 평화를 얻을 수 있었던 것이다.

현재 일본에서는 각종 개인 블로그와 사이트를 통해 '눈물 테라피(tear

therapy)'가 많은 관심을 얻고 있다. 일례로 일하는 여성의 아름다움과 건강
을 테마로 다양한 미용 정보를 안내하는 사이트 '아이팟 살롱'에서는 눈물을
테마로 한 연재칼럼이 큰 인기를 끌고 있다. 이 칼럼의 요지는 울면 스트레스
가 풀리고 혈액순환이 좋아져 결국 피부가 좋아진다는 것이다.

눈물의 작용

인간은 처음 태어날 때부터 운다. 어린아이들은 마음속 감정을 눈물로 표현하지만 성장해가면서 눈물 흘리는 것에 사회적 제약을 받음으로써 마음의 병을 쌓아간다. 인간의 원초적 감정 표현인 눈물은 단순히 의사표시로만 그치는 것이 아니다. 인간의 생존 방식 중 하나다. 눈물을 흘리지 않으면 몸이 대신 아프다는 것이 과학적으로 속속 밝혀지고 있다. 그러므로 마음껏 우는 것이 마음의 병을 벗어나는 길이다.

그렇다면 눈물은 체내에서 어떤 일들을 하는 걸까.

① 카테콜아민의 신비한 작용

미국의 생화학자 윌리엄 프레이 박사는 양파를 깔 때처럼 감정 없이 흘리는 눈물과 달리 기쁨이나 슬픔 등의 감정이 섞인 눈물에는 카테콜아민이 다량 들어 있다는 것을 밝혀냈다. 카테콜아민은 인간이 스트레스를 받을 때 대량 생성되는 호르몬이다. 카테콜아민이 반복적으로 분비되면 만성 위염 등의 소화기 질환에 걸릴 확률이 높아진다. 또한 혈중 콜레스테롤 수치를 높이고 관상동맥 협착 등을 야기해 심근경색과 동맥경화 등의 원인이 된다. 이 카테콜아민을 인체 외부로 유출시켜주는 인체의 방어기제가 바로 눈물이다.

② 눈물은 놀라운 자연치유제

일본에서 류머티즘학과를 창설한 류머티즘 권위자 요시노 신이치 교수는 울음을 치료에 적용하고 있다. 그는 실험과 임상을 통해 류머티즘의 원인인 인터류킨-6가 울음을 통해 믿을 수 없을 정도로 감소한다는 것을 확인했다.

③ 스트레스가 풀리는 원리

감동적인 영화를 보면서 흘린 눈물과 양파를 썰면서 흘린 눈물의 성분을 분석한 결과 영화를 보며 흘린 눈물이 양파 때문에 흘린 눈물보다 훨씬 더 많은 양의 카테콜아민을 함유했다. 특히 스트레스 호르몬인 아드레날린과 노르아드레날린이 현격하게 많은 양을 보였다.

카테콜아민은 스트레스를 받았을 때 우리 몸을 긴장시키기 위해 분비되는 호르몬이다. 카테콜아민이 분비되면 혈관이 수축하고 이는 심혈관에 부담을 주게 된다. 이 스트레스 호르몬이 눈물과 함께 몸 밖으로 배출됨으로써 우리 몸의 나쁜 물질이 빠져나가는 것이다.

눈물을 흘림으로써 속이 후련해지고 스트레스가 풀리는 원리를 밝혀낸 사람은 일본 토호대 의대의 아리타 히데오 교수다. 그는 뇌파와 안구운동, 심전도의 변화를 통해 눈물을 흘리는 순간 인간의 스트레스가 극도에 달하다가 눈물을 흘린 직후 평상심의 상태로 돌아간다는 것을 밝혀냈다.

잘 우는 사람이 행복하다

감정 표현에 대한 사회적인 억압은 특히 성인 남성들에게 많이 나타난다. 우리나라에서 중년 남성 5명을 상대로 최면을 통한 무의식 실험을 한 적이 있다. 그중 한 50대 가장은 초등학교 때 돌아가신 어머니가 유언으로 남긴 말을 지키느라 평생 잘 울지 못하고 살았다고 했다. 그 유언은 '남자는 절대 남 앞에서 눈물을 보여선 안 된다' 는 것이었다. 그는 그 말을 지키기 위해 울고 싶어도 절대 울 수 없었던, 억눌려 살아온 50년을 회상하며 목 놓아 엉엉 울었다.

또 40대 가장인 한 남자는 여러 번 사업이 실패해도, 아내와의 이혼위기에서도, 혹독한 사춘기 방황을 하는 아들 앞에서도 절대로 울지 않았다. 그는 아들이 '아빠는 감정도 없는 냉혈한이었다' 고 말했다고 털어놨다. 그러던 그가 변했다. 우연히 알게 된 '우는 모임' 을 통해 스스로 마음속에서 울었다. 그리고 아내 앞에서, 아들 앞에서 눈물을 보였다. 그리고 자신과 가정이 변하는 놀라운 체험을 했다. 그는 이제 울고 싶을 때 언제든 운다. 운다는 것은 자신의 감정을 솔직히 표현하는 것이요, 이것이 복잡한 인간관계를 이겨내고 가장 행복한 길로 나가는 원초적이고 솔직한 첫 걸음이라는 것을 이제는 잘 알고 있다.

서울대 심리학과에서 눈물에 대한 설문조사를 실시했다. 그 결과 잘 우는 사람이 침울하고 부정적 정서가 많을 거라는 일반의 예상과 달리 긍정적 정서가 높게 나왔으며, 위와 심장의 건강에서 훨씬 양호하다고 밝혀졌다.

견디기 힘들어질 정도로 스트레스가 쌓이면 대부분의 사람들은 이를 해소하기 위해 여러 가지 방법을 이용한다. 술을 마시거나 운동을 하거나 마음껏 울거나 함으로써 쌓여 있는 감정을 풀어내고는 한다. 이 중 가장 대중적으로 스트레스 해소에 효과가 있다고 생각되는 것이 울음이다.

그렇다면 울음은 정말 스트레스를 풀어주는 것일까. 건국대병원 하지현 교수는 "사람들은 울면서 일종의 카타르시스를 느끼게 된다. 이것이 일시적으로 감정을 환기시켜 스트레스를 어느 정도 떨어뜨릴 수 있다"라고 말한다.

그렇다면 울지 않는 사람들의 경우는 더욱 스트레스를 받을 수 있는 것일까. 대한신경정신의학회 김인명 박사는 "울지 않아서라기보다 감정을 무조건 부정한다거나 억누르는 것이 문제가 될 수 있다. 그러므로 울기가 힘들다면 대신 다른 방법이라도 찾는 것이 좋다"고 충고한다.

실제로 사회적으로 우는 모습을 보이면 좋지 않다는 인식을 가진 대부분의 남성은 여성에 비해 덜 울게 된다. 따라서 남성들이 울음 대신 술 등의 다른 해소 방법을 찾는 것이 어쩌면 당연하다고도 할 수 있으리라. 그렇지만 모든 방법 중에서 최선의 것이 있다면 그것을 선택하는 것이 현명하다. 그러므로 남자들도 잘 울어야 한다는 것이 필자의 주장이다.

하지만 울음만으로 스트레스가 해소되는 것은 아니다. 울음은 감정 해소의 한 역할만을 하는 것이지 근본적인 원인을 없애주는 것은 아니기 때문이다.

이는 마치 실연처럼 아픈 상황을 겪었을 때 여행을 떠났다가 돌아온다고 해서 감정이 전부 맑아지는 것은 아닌 것처럼, 울음은 잠시 스트레스를 감소시키는 역할만 할 뿐이다.

그럼에도 잠시 동안 울음 등의 방법을 통해 감정을 환기시키는 것은 스트레스가 쌓이고 쌓임으로써 생길 수 있는 몸의 질환이나 우울증까지 미리 예방해주기 때문에 중요하다.

어린아이도 울게 두어라

눈물은 인간의 최초의 언어다. 미국의 아동심리학자 솔터 알레타 박사는 아이들의 눈물이 정신건강에 미치는 영향을 밝혀냈다. 그는 병원에 입원한 아동들의 정신건강과 울음을 분석했다.

병원에 온 아이들은 거의 다 울음을 터뜨린다. 왜냐하면 병원은 아이들에게는 두려운 장소이며 아이들에게 울음은 의사표현의 중요한 수단이기 때문이다. 아이는 울음으로 병원에서 느끼는 공포를 표현하는 것이다.

그런데 실컷 울고 난 아이는 병의 회복이 빠르다고 한다. 그러나 부모가 울음을 달래는 아이는 회복도 늦고, 나중에 문제가 생길 가능성도 컸다. 그러므로 아이의 울음을 달래는 것은 좋지 않다는 것이 알레타 박사의 주장이다.

이 연구 결과에 따라 알레타 박사는 아이를 달래주거나 기타 이유로 아이들의 울음을 제지시키면 뇌 속에 울고 싶은 상황에 대한 고통의 잔영이 그대로 남아 정신적 · 육체적 건강에 악영향을 미치며, 성장한 후 감정 표현에 장애를 가져온다고 주장했다.

아이들은 생후 6개월 정도 지나면 공포와 두려움이라는 감정을 느끼게 된다. 아이들은 공포를 느끼면 운다. 그런데 만약 울지 않으면 공포는 정신적 충격으로 남아 뇌의 기억장치 속에 저장된다. 그러므로 아이가 울거나 짜증을 낼 때 혹은 분노할 때는 그대로 두는 것이 좋다. 그렇게 실컷 울거나 분노하고 나면 똑같은 상황에 처해졌을 때 아이는 더 이상 공포를 느끼지 않게 된다. 그리고 마음껏 운 아이들이 사회생활에도 더 잘 적응한다고 알레타 박사는 덧붙인다. 어린아이들은 자신이 원하는 만큼 울고 실컷 분노하게 해줄 경우, 나중에 커서 다른 사람들과 더 잘 어울려서 살게 된다. 사물이나 현실을 왜곡된 시각으로 보지 않게 되기 때문이다.

왜, 어떻게 울어야 하는가

의학적 가치가 있는 최근 사례를 한번 보자. 캐럴은 사랑하는 사람이 세상을 떠나면서 정신적으로 심한 충격을 받았다. 충격의 와중에 그가 죽게 된 이유가 자신에게 있는 것 같다는 우울 증상도 나타났고, 심지어는 자신이 뚱뚱해서 그랬다는 생각까지 들었다. 그녀는 이를 이겨내기 위해 다음과 같이 마음을 다잡았다.

'부모님의 사랑이 나를 가치 있게 만들어준다. 나는 가치가 있다. 왜냐하면 나는 인간이기 때문이다. 나는 쉰 살이고 몸무게가 많이 나가지만 여전히 가치 있는 사람이다.'

그렇게 열심히 노력했지만 충격을 극복하는 데는 실패했다. 그녀는 자신의 실패가 어디에서 왔는지, 왜 이렇게 불행해야 하는지 원인을 찾지 못하고 결국 심한 우울증에 빠졌다. 그래서 일주일에 한 번씩 울음요법으로 정신적 충격을 치료하기로 했다.

캐럴의 담당의사로서 울음요법을 시행한 스펀스 박사는 자신이 상대방의 입장이 되어서 열심히 이야기를 들어준다. 울음요법은 잠시 무의식 상태에 빠지는 최면과는 다르다. 자신의 기억 속에 저장된 정신적 충격을 스스로 기억해 내고 눈물로 배설하는 것이다.

울음요법은 스스로 그만 울겠다고 할 때까지, 말 그대로 울다가 지칠 때까지 계속된다. 그녀의 눈물은 매일같이 한 시간이 넘도록 이어졌다. 그리고 마침내 캐럴은 웃음을 되찾았다. 그녀는 치료 후 이렇게 고백했다.

"나는 정상적으로 살기 위해 계속 노력할 것이다. 과거의 심적 고통은 그것을 다시 드러냄으로써 치유된다고 생각한다. 과거를 묻어두고는 정상적으로 살아갈 수 없다. 운다는 것은 매우 건강한 것이다. 그 울음이 당신의 고통과 연결되었을 때 그렇다."

의사인 스톤 박사의 예도 있다. 그의 부모와 아내의 부모는 모두 알코올중독자였다. 게다가 정상적인 가정생활에 익숙하지 않았던 그들의 결혼생활은 처음부터 문제투성이였다.

결혼 7년째 되던 어느 날 그는 울기 시작했고, 여섯 달 동안 매일 울었다. 그리고 거짓말처럼 달라졌다. 그 후 비슷한 상처를 가졌던 아내가 그의 첫 고객이 되었다.

스톤 박사는 이렇게 말한다.

"심적인 고통은 사물을 바라보는 방식을 왜곡시킨다. 세상을 보는 눈, 당신의 아내를 보는 눈, 당신에게 일어나는 모든 것을 왜곡시킨다."

그렇다면 사람들은 보통 언제 눈물을 흘릴까? 어떨 때 눈물을 흘리는지에 관해 물어보면 대개 이런 답변이 나온다. 드라마에서 슬픈 장면을 보게 될 때, 슬픈 노래를 듣게 될 때, 지금 내가 처해 있는 상황을 머릿속에 떠올릴 때 또는 친정 부모님을 떠올릴 때, 어려운 시련을 겪고 있는 사람들의 이야기를 듣거나 다큐멘터리를 볼 때, 친구의 고민을 들을 때 등의 상황에서 자신도 모르게 눈물이 난다고 말한다.

그러나 대부분의 경우 마음 놓고 펑펑 우는 경우는 드문 것 같다. 왜 그렇게 울지 못하는 것일까. 그 이유는 아줌마는 아무 때나 잘 운다는 말이 듣기 싫어서 또는 스스로 너무 처량해지는 건 아닌가 두려워서, 자기 연민에 빠지는 스스로를 채찍질하기 위해서 그도 아니면 가증스러운 악어의 눈물이라는 주위의 시선을 피하고 싶어서 등 다양하다. 이런저런 이유로 어른이 되고서는 소리내어 실컷 울어보기가 힘들다.

그러나 사실 울음이라고 하면 크게 소리내어 우는 것이 보다 좋은 울음이다. 한강철교 밑에서 전철이 지나갈 때마다 주인공이 고래고래 악을 쓰며 우는 드라마나 영화 속 장면이 많은 이유는 바로 관객들에게 대리만족에 의한 카타르시스를 주기 위해서다. 관객들은 그런 장면을 보면서 속이 후련해짐을 느끼는 것이다.

삶의 길목에서 순간순간 힘들어질 때면 많은 사람들이 자주 하는 말이 있다. 바로 "어디 한적한 바닷가에서 실컷 울다 왔으면 좋겠다"라는 것이다. 독자들이여, 이젠 말로만 하지 말고 직접 해보자. 건강하게 오래오래 행복하게 살 수 있는 비결이다.

일부러라도 울어라

현대인은 사회적 억압 속에서 감정의 표현을 극도로 자제하고 있다. 특히 부정적 이미지로 굳어진 눈물은 더욱 금기시되고 있다. 그런데 우리 안에 각인된 상처와 흉터, 고통들을 깨끗이 치료하기 위해, 평소 억눌렸던 감정을 털어내기 위해 일부러 우는 사람들이 있다.

강원도의 한 명상 캠프에서 취업 등으로 인한 스트레스를 울면서 풀고 있는 사람들이 방송에 소개된 적이 있다. 그들은 명상 캠프에서 춤을 추고 소리를 지르며 운다. 그들이 하는 것은 인도의 오쇼 아쉬람에서 시작된 '미스틱 로즈'라는 정통 명상법이다. 이들은 웃고, 울고, 침묵의 명상을 통해 인간의 원초적 감정에 다가서며 억눌렸던 감정을 격정적으로 토해낸다.

미국 LA에서는 주기적으로 프라이멀요법 센터를 찾는 사람들이 갈수록 늘고 있다. 이 요법은 인간이 태어난 직후부터 받아온 상처를 치유하기 위해 인간 감정의 초기 단계인 유아기로 돌아가 내면의 상처를 치유한다. 그 과정에서 울음이 매개적 역할을 한다.

이 사람들은 울기 딱 좋은 상황에서만이 아니라 정기적으로, 즉 일부러 울기 위한 시간을 갖는 사람들이다. 그 모임의 결과 거의 전부가 마음을 후련하게 비워냈다는 느낌을 갖게 됐다고 말한다. 보다 멋진 인생을 살고 싶거든 우는 방법을 배우고 시시때때로 울 일이다.

또 미국 시애틀의 한 가정에도 울기 위해 사람들이 모여드는 사례가 있다. 찾아오는 사람의 대부분은 흔히 잘 나간다는 전문직 종사자들이다. 그들이 이 집에 모여드는 이유는 단 하나, 서로 눈치 안 보고 마음껏 울기 위해서다. 그들은 혼자 우는 것보다 함께 울면서 서로의 감정을 교류하는 것이 울음의 효과를 극대화시키는 방법이라고 말한다.

Natural Stress Treatment

Chapter13_

실전 스트레스치료법 4 - 기타

미친 만큼 행복하다,
크레이지치료

크레이지치료(crazy therapy)는 말 그대로 미친 듯이 열광하여 치료한다는 뜻이다. 이른바 몰입치료(flow therapy)로서 체면에 상관없이 최선을 다한다는 뜻도 담겨 있다. 내용으로는 웃음, 막춤 추기, 노래 부르기, 명상, 터치 세라피, 자존감 높이기, 소리 지르기, 어릴 적 소박한 꿈 회상, 역할바꾸기 촌극, 헌 종이 찢기, 고정관념 삭제하기, 접시 깨뜨리기 등이 있다.

1997년 〈몰입의 즐거움〉이란 책을 낸 미국 시카고대 심리학과 교수 미하이 칙센트미하이는 성공적인 삶을 위해서는 자기가 정한 오로지 한 가지 일에 깊이 빠져드는 '몰입'이 필요하다고 말했다. 몰입하지 않고 맛보는 행복은 외부적인 상황에 대한 의존도가 높은 반면 스스로의 몰입을 통해 찾아온 행복은 훨씬 더 값지다는 것이다. 몰입이란 삶 속에서 어떤 행동에 전념하는 것으로 황홀경, 혼연일체, 물아일체, 무아지경 등의 상태와 비슷하다. 결국 이 말은 자기가 좋아하는 일에 미쳐야 한다는 것이다. 일에 미칠수록 자기만족과 자아실현 정도가 높아지고 행복해질 수 있기 때문이다.

금세기 최고의 경영자이자 제너럴일렉트릭의 전 CEO 잭 웰치는 회사 브랜드 가치를 60배나 올리고 나서 비결은 '즐겁게 일한 것'이라고 주장한다. 2008년 세계 최고의 부자 워렌 버핏의 성공 비결도 '열정'이었고, 2007년 최고의 경영자로 선정된 애플사의 스티브 잡스 역시 "내가 성공한 비결은 다르게 생각했을 뿐이다"라고 강조한다. 창조적인 사고를 했다는 것이다.

스타크래프트를 창안한 빌로퍼는 '창조는 미침이다'라고 했고, 혼다 창업자 소이치 회장은 '좋아하는 일에 미쳐라'라고 했다. 자기가 하는 일에 즐겁게 몰입하는 사람들, 고정관념을 잘 깨고 자기 일에 철저히 미친 사람들은 성공하고야 만다.

요즘 필자는 전국 방방곡곡을 돌아다니며 '웃음치료 행복시작'이란 실기 강연을 한다. 하루에도 몇 군데씩 강의 일정이 잡혀 있기 때문에 몸도 마음도 많이 지쳐 있지만 강연시간만 되면 쌓였던 피로가 온데간데없이 사라진다. 웃음치료사라는 직업만큼 신나는 일은 이 지구상에 아마도 없을 것이라는 생각이 들 정도다. 아마도 난 이 일에 완전히 미쳐 있는 것 같다. 얼마나 행복한 일인지 모른다. 미친다는 것은….

"미치려면 미쳐야 한다. 미친 만큼 성공한다. 미친 만큼 행복하다." 이렇게 말을 하면 사람들은 눈을 동그랗게 뜨고 필자를 쳐다본다. 미치라니, 미쳐야 한다니…. 하지만 '미친다는 것', 어떤 일에 온 힘을 기울여 집중한다는 의미로 쓰인 '미침'은 인생에 있어서 꼭 필요한 일이다. 왜냐하면 자신이 정한 목표를 달성하느냐 그렇지 못하느냐는 그 일에 얼마나 몰두하고 몰입하는가와 아주 밀접한 관련이 있기 때문이다.

인간의 삶에 있어서 성공은 대단히 중요하다. 매슬로우가 주창한 대로 인간의 욕구충족은 생리적, 안전적, 사회적, 자존적, 자아실현 등의 면이 있지만 자신이 우선적으로 추구하는 이상향이 모두 다르기 때문에 성공과 행복의 가치기준도 다르다. 행복해지려면 우선 웃음이라는 요소가 당연히 선행돼야 하겠지만 이밖에도 다양한 방법을 사용해볼 수 있다. 막춤, 노래, 자연소리, 명상, 숲치료, 레크리에이션 등과 함께 퓨전 크레이지 세라피를 해봐도 좋다.

이 치료법은 남녀노소의 행복과 성공을 위한 훈련이고 습관이다. 인간의 무의식(id)와 자아(ego)를 자유롭게 넘나들며 체면 따위를 생각하지 않는다. 정형화되지 않은 컨셉으로 미친 듯이, 신나게, 격식 없이 놀며, 빠지며, 치료하는 극대의 생산성 향상을 지향하는 작업이다.

세계 최초가 될 이 크레이지치료법을 한국적으로 표현하면 열정·열광요법이다. 열정으로 온몸과 마음에 열을 내고 빛을 발하게 한다는 뜻이다.

필자는 매일 각양각색의 사람들과 단체들을 만난다. 부랑인들, 유방암 환우, 시각장애우, 뇌졸중 환우, 의사 모임, 의과대학교 학생들, 방송국 PD, 자활센터 여성들, 류머티즘 환우, 치매 환우, 기업 워크숍, CEO 모임, 백화점 직원들, 카이스트 학생들, 정훈장교들, 은행원들, 사회복지사들, 교육청, 시청, 구청, 보건소, 치유상담 대학원생들, 민방위교육장 대원들, 종교 모임 등 이루셀 수도 없다. 그러다 보면 1년이면 수십만 명을 만나게 되는데 그들에게 한결같이 '미친' 강의를 한다. 물론 그들은 이런 나의 미친 강의에 기꺼이 기립박수를 쳐준다.

마음을 씻어주는 녹색샤워, 숲치료

삼림욕은 해수욕, 일광욕과 함께 건강삼욕이라고 하며 녹색 샤워로도 불린다. 우리나라에서는 삼림욕을 시작한 것이 최근의 일이지만 외국에서는 매우 오래된 역사를 가지고 있다.

삼림욕의 본고장은 독일이다. 독일은 1830년부터 도시 근교의 휴양림에 여러 가지 적합한 이용시설을 만들어 생활화했으며 지금은 100군데가 넘는 온천휴양지 부근에 삼림욕 코스가 마련되어 있다. 독일의 휴양림 시설은 각 주의 세부 규정으로 정하도록 제도까지 잘 정비되어 있다. 예를 들어 니더작센 주는 안내판, 산책로, 이정표, 대피소, 어린이 놀이터, 벤치, 휴지통, 학습로 등 19가지 세부항목을 규정하고 있고 바덴뷔르템베르크 주는 이와 비슷한 13가지의 시설들을 규정하고 있다.

삼림욕은 수목의 생명활동 중 발산되는 방향성 물질인 피톤치드를 접촉하거나 그 향을 흡수하는 것을 말한다. 그 안에는 테르펜과 멘톨이라는 성분이 있어 살균력을 발휘하며 상쾌한 기분을 느끼게 해준다.

숲속에는 나무들만 있는 것이 아니라 동물들도 함께 살아간다. 이 동물들은 배설을 하기 마련이며 그 안에는 해로운 성분이 들어 있기도 하다. 또한 나무들로부터도 끊임없이 잎이 떨어지고 가지가 부러지는 등 나름의 대사가 일어난다. 땅에 떨어진 잎과 가지는 미생물의 작용으로 부패하기 시작하며 거기서도 해로운 성분이 방출된다. 바로 이런 상황에서 생명을 유지하기 위해 식물들도 자기방어 시스템을 갖추게 되었는데 피톤치드가 그 한 가지라 볼 수 있다. 이 물질은 병균이나 해충, 곰팡이 등에게는 해롭겠지만 사람에게는 매우 유익한 성분을 포함하고 있다.

테르펜이라는 정유성분을 공기 중의 작은 먼지와 함께 호흡할 경우 80%의 공기가 정화되며 심폐기능에도 효과가 크다. 그리고 체내 음이온이 증가되어 몸속의 피가 맑아지고 노폐물이 효과적으로 배출된다. 살균·항생·살충작용을 하며 사람에게는 혈압강하·이뇨·거담·강장·통변작용 등을 돕는다. 멘톨이라는 정유성분은 피부나 점막에 접촉되면 시원한 느낌을 주며 기관지 강화와 신경 안정에도 효과가 있어 스트레스 해소에 유익하다.

이러한 약효는 특히 40대 이후의 중년과 정상적인 일을 하는 노동자들에게 좋으며 자폐증세가 있는 아동이나 우울증에 빠진 노인들에게 자신감과 적극성을 갖게 해주기도 한다. 예부터 우리 조상들도 초근목피가 뿜어내는 신비한 효과를 알았을 것이라 생각된다. 과학적인 작용 과정까지는 아니더라도 그 성분이 유익하다는 것은 본능적으로 터득했던 것 같다. 송편을 찔 때 솔잎을 섞어 찐 것도 비단 그 향기만 즐기려는 것은 아니었을 것이다.

피톤치드는 모든 나무에서 일정량이 방출되는 것이 아니다. 어린 나무보다 수명이 오래된 나무 그리고 활엽수보다는 침엽수림에 많다. 특히 편백, 눈측백, 구상나무, 삼나무에서 많이 나온다. 중부지방에는 잣나무, 소나무, 낙엽송, 남부지방에는 삼나무, 편백나무가 많은 삼림지역이 적합하다.

삼림의 발향(發香)작용은 아침에 가장 왕성하고 바람이 불면 날아가기 때문에 바람이 없는 아침이 적당하다. 시간은 오전 10시~11시 사이가 좋으며 초여름부터 가을까지 맑은 날을 택해 숲을 거닐면 몸과 마음이 한결 가뿐해질 것이다.

정유물질의 체내흡수와 산소의 호흡량이 많도록 하는 방법으로는 수목 사이를 뛰어 다니거나 체조, 스트레칭, 복식 호흡(깊은 호흡) 등을 하는 것이 좋다. 이밖에 추적놀이, 순회놀이 등을 각 코스별로 설정하여 심신단련을 하면서 삼림욕을 즐겨도 좋다.

스트레스를 푸는 호흡법

사람이 호흡을 할 때는 흉식호흡이건 복식호흡이건 간에 대체로 1분에 18회 정도 숨을 쉬게 된다. 그런데 스트레스를 풀려면 조식법(調息法)이라는 방법이 도움이 된다. 이것은 일반적인 지그재그 식의 호흡이 아니라 들숨을 매우 급하게 들이마시고, 그 뒤 날숨을 천천히 내쉬는 형식이다.

이것을 1분간 4~5회 정도 반복하는데, 숨을 전부 토해내므로 들숨이 훨씬 많아진다. 이때 호흡하는 산소량은 평상시 호흡할 때의 양보다 많아진다. 이렇게 하면 탄산가스가 충분히 배출되고 동시에 신선한 산소가 듬뿍 들어오게 된다.

쉽게 말해서 우리의 호흡은 산소와 탄산가스의 교환이다. 혈중 노폐물이 탄산가스가 되어 나가는 것인데 이 노폐물이 잘 빠져나가지 않을 경우 문제가 발생한다. 혈액이 알칼리성으로 기울어져 뇌가 혈관수축을 강하게 일으키므로 두통의 원인이 되기도 한다.

뇌에는 140~160억 개의 신경세포가 있는데 이 뇌세포에 영향을 주는 것이 바로 산소다. 조식법에 의한 호흡으로 뇌 속으로 전해지는 산소가 많아지면 뇌의 신경세포에 영양이 골고루 전달되고 이에 따라 몸이 안정적으로 유지된다.

이때 혀의 상태는 윗니 중앙 뒤쪽에 위치하여, 가볍게 댈까 말까 한 상태를 취한다. 이 호흡법을 자주 실시하면 스트레스 해소에 상당히 효과가 있다.

스트레스를 푸는 운동법

■ **1단계**

① 작은 베개를 베고 마룻바닥에 눕는다.

② 무릎은 가볍게 굽힌다.

③ 한쪽 손을 배 위에, 또 한쪽 손은 가슴 위에 얹는다.

④ 뱃속 깊이 숨을 들이마시면서 배를 부풀리는데, 가슴을 움직이면 안 된다.

⑤ 코에서 숨을 서서히 내쉰다.

⑥ 5회 반복한다.

⑦ 다시 심호흡을 가급적 깊이 하고, '하' 하고 소리를 내며 숨을 내쉰다.

⑧ 턱과 혀, 입에서 힘이 빠져나가는 것을 느낀다.

⑨ 5회 반복한다.

⑩ 30초간 숨을 멈추었다가 폐에서 공기를 전부 내뱉듯이 하면서 심호흡을 한다.

⑪ 자연스럽게 공기를 폐로 돌려준다.

⑫ 5회 반복한다.

■ 2단계

① 무릎을 가볍게 굽히고 선다.

② 어깨 폭 정도로 발을 벌리고 무릎을 굽히고 균형을 잡는다.

③ 무릎을 제외한 몸의 다른 부분은 곧게 취하고 양팔은 옆으로 늘어뜨린다.

④ 배를 약간 내밀고 1회의 복식 호흡을 한다(골반이 이완되는 효과가 있다).

⑤ 이 자세를 2분간 유지한다.

■ 3단계

① 2단계에서처럼 무릎을 살짝 굽히고 선다.

② 마룻바닥에 무너져내리듯 천천히 넘어지는데 매트를 사용해야 안전하다.

③ 3회 반복한다.

■ 4단계

① 의자에 앉아 양손을 탁자에 얹고 그 힘으로 몸을 끌어올린다(이렇게 하면 스트레스를
받아 딱딱해진 근육이 풀린다).

■ 5단계

① 양팔을 어깨높이까지 올려 좌우로 쭉 편다.

② 팔을 옆구리로 내릴 때 숨을 내뱉는다.

③ 숨을 들이쉬면서 양팔을 올리고, 머리 위에서 손바닥을 마주 댄다.

④ 팔을 옆구리로 내리면서 숨을 내뱉는다.

⑤ 5회 반복한다.

■ 6단계

① 발끝을 약 1분간 움직인다.

② 발목을 축으로 하고 양쪽 발을 움직인다.

③ 엉덩이에 힘을 주어 조였다가 다섯을 센 뒤 뺀다.

④ 배의 근육에 힘을 주어 조였다가 다섯을 센 뒤 뺀다.

⑤ 단전 깊이 숨을 들이마시고 천천히 뱉어낸다.

■ 7단계

① 주먹을 세게 쥐었다가 힘을 뺀다(이 동작을 반복하면 언제든 몸의 긴장을 푸는 데 좋다).

■ 8단계

① 똑바로 앉거나 똑바로 선 채 천정이나 하늘을 쳐다본다.
② 입가를 귀에 걸 듯 활짝 웃는 표정을 한다.
③ 이어서 공중 높이 '후우' 하고 입김을 부는 동작을 한다.
④ 5회 천천히 반복한다(긴장했을 때 목이나 어깨, 얼굴 근육을 이완시키는 데 좋다).

■ 9단계

① 앉아서 오른쪽 무릎을 턱까지 들어올렸다 내린다.
② 왼쪽 무릎을 턱까지 들어올렸다 내린다.
③ 왼쪽 무릎을 바깥쪽으로 원형으로 돌린다.
④ 오른쪽 무릎도 똑같이 한다.
⑤ 번갈아 5회 반복한다.

■ 10단계

① 의자에 앉되 무릎을 자연스럽게 벌리고 앉는다.
② 다리는 자연스럽게 앞을 향해 내밀고 양손은 무릎 위에 얹는다.
③ 머리를 앞으로 수그리며 등을 둥글게 감듯 무릎 안으로 넘어뜨린다.
④ 눈을 지그시 감고 입을 벌리고 턱의 힘을 뺀다.
⑤ 편안함을 느끼면, '오른팔이 무겁다, 오른팔이 무겁다'라고 생각한다.
⑥ 겨드랑이에서 손가락 끝까지 눈으로 훑어내리듯 팔에 정신을 집중한다.
⑦ 이것을 20회 정도 반복한다.
⑧ 주먹을 쥐고 팔을 굽히며 심호흡을 하고 눈을 뜬다.
⑨ 이어서 왼팔, 양 다리, 몸 전체를 차례로 무겁다고 느껴간다.

Natural Stress Treatment

Appendix
특별기고

웃음음악치료

국제스트레스치료협회
팀장 이화용

웃음음악치료란?

웃음과 음악을 이용해서 정신적 · 사회적 · 학문적 · 신체적 기능을 향상시키는 활동이다. 음악에겐 언어가 있다. 그 언어 속에서는 귀로 듣고 머리에서 생각하고 마음에 자리를 잡아가는 공간을 만들어나가면서 자신의 무의식과 현실에 만족할 수 없는 여러 가지 일들을 하나의 공통언어로 만들어간다. 그러고선 이야기를 나눈다. 음악으로써 사람의 마음을 치유한다는 것은 그 공통언어를 잘 순환시키는 것이다.

웃음은 신이 인간에게 내린 축복이다. 이 축복을 우리는 너무나도 가치 없게 여기고 단순한 조건으로만 생각한다. 웃음의 가치를 돈으로 환산할 수는 없지만 진정한 부자는 재산의 부요함에 있는 것이 아니라 웃음의 양, 즉 웃을 수 있는 능력과 시간에 있다. 실제로 장수하는 사람들을 보면 낙천적인 성격에다 많이 웃으면서 삶을 즐겁게 살아온 사람들이다.

웃음의 하나인 미소는 마법과 같다. 또한 미소는 구름을 뚫고 나오는 햇빛과도 같다. 미소는 일생을 통해 돈 한 푼 들이지 않고 사람들에게 선행을 베풀 수 있는 방법이다. "내가 행복해서 웃는 것이 아니라 웃기 때문에 행복합니다. 그리고 당신은 나의 거울입니다. 내가 여전히 웃을 수 있다면 나는 가난하지 않습니다"라고 말이다.

웃을 때 더 활발히 움직이는 우리 몸속 백혈구의 일종인 NK세포가 면역력을 높여 건강한 사람에게는 각종 질병의 예방수단으로, 환자들에게는 치료 보조제로 활용되고 있다. 그 효과는 이미 의학상으로도 증명이 됐다.

이처럼 웃음이 사람의 마음을 평안하게 하여 질병에 대한 저항력을 높여 신체와 정신을 건강하게 하고 긍정적으로 변화시켜 궁극적으로는 참된 행복을 찾을 수 있도록 도와주는 것이라면, 여기에 음악까지 더해준다면, 그 무엇보다 훌륭한 만병통치약이 되지 않을까. 이 명약이 바로 웃음음악치료라는 것이다.

웃음과 음악 그리고 심리를 비롯한 의미치료를 비롯한 레크리에이션을 통한 치료가 바로 웃음음악치료다. 레크리에이션이나 노래, 악기로 치료하는 방법은 심층의식 속에 잠재된 기억을 보여주고 치유해주는 기법이다. 간단한 동작이나 노래라 할지라도 자기 내면의 의식을 꺼내 의식화해주는 형식이기 때문에 즐겁고 활동적인 치유 방법이 되는 것이다.

두뇌에 이로운 최고의 영양분은 음악이다

우리 뇌는 음악에 반응하게 되어 있다. 단, 어떤 음악인지가 중요하다. 정서적으로 좋은 영향을 주는 음악이나 소리를 들려주는 것은 비단 유아뿐 아니라 어른에게도 마찬가지로 중요하다.

좋은 음악을 들으면 정서 발달에 좋을 뿐만 아니라 청각을 자극해 두뇌 발달에도 긍정적인 영향을 미치므로 또 다른 '브레인 푸드'라고 할 만하다. 최근에는 음악이 과학적·수학적인 능력까지 향상시킨다고 해서 많은 사람들이 음악의 잠재된 힘에 대해 주목하고 있다

인간의 뇌에는 좌뇌와 우뇌가 있는데 서로 맡은 바 역할이 다르다. 좌뇌는 언어적이고 분석적이며 상징적, 추상적, 시간적, 합리적, 수리적, 논리적, 순차적이다. 하지만 우뇌는 종합적이고 공간적이며 비언어적, 구체적, 유사적, 비시간적, 비합리적, 직관적, 총체적이다.

좌 뇌	이성적	논리적	언어적	수리적	추상적	분석적	합리적
우 뇌	감성적	직관적	시각적	공간적	구체적	종합적	창의적

우뇌의 성향이 강한 사람은 창의력이 뛰어나고 사물의 판단에도 부분이 아니라 전체로 사고할 줄 알며 자신의 감정에 충실하다. 좌뇌의 방식으로 사는 사람은 대부분 직선적인 성격에 지나치게 논리적인 성향을 가지고 있으며, 사물을 생각하는 데 있어서 부분에 집착한 나머지 전체를 놓쳐버리는 실수를 저지르기 쉽다. 이런 사람은 자연히 직관력이 뒤져 전체의 상황을 민감하고 정확하게 파악하기 어려울 수밖에 없다. 현대사회에서 삶을 보다 지혜롭게 살아갈 수 있으려면 무엇보다 우뇌의 사고방식에 의한 보완이 절실하다.

매일 급변하는 상황에 부딪치며 순간순간 선택을 해야 하는 일상의 과정에서 흔히 당황하게 되고 잘못 선택하는 경우가 많은 것은 우뇌의 능력이 부족하기 때문이다. 우뇌는 당면한 사태를 전체로 보고 직관적으로 파악하여 대처하는 능력을 갖고 있기 때문이다.

 좌뇌는 언어적이고 논리적인 반면 우뇌는 비언어적이고 시각적인 기능이 뛰

어나다. 언어적 능력에는 말의 의미를 잊지 않기 위해 낱말의 배열 순서를 바르게 기억해야 하고 전화번호 같은 숫자도 순서에 따라 바르게 기억해야 한다는 점이 포함된다. 그러나 시각적 기억에는 이런 언어적 기억이 가지고 있는 제약이 전혀 없다. 시각적 기억은 순서나 규칙에 제약을 받지 않는다. 다시 말하면 시각적 기억은 '마음의 그림'으로 처리되기 때문에 그 기억용량이 상상을 초월하는 것이다.

음악은 모든 것을 치유한다

의식은 미묘한 것이기 때문에 음악을 통한 감정이입 능력에는 한계가 있다. 하지만 마음과 신체적인 자극에서 제일 많이 흡수되는 것이 음악이다. 음악을 통해 자기의 삶을 뒤돌아보고 이미지를 그려보는 기법 중에서 명상, M&I, MAT, MFT, 의미치료기법이 있다.

1) 명상

어떤 대상을 감정이입의 자세로 생각의 전 에너지를 모아 아주 깊이 집중적으로 생각하는 기법이다. 즉 'only now & here(지금 그리고 여기)'라는 의미로서, 음악을 통해 명상을 하게 되면 음악은 세포까지 들어가 정신을 조절한다. 그렇기 때문에 음악 선택은 매우 중요하다. 생각은 생리적인 것이기 때문에 자신 스스로 조절할 수 있는 방법을 찾을 수 있는 기회이기도 하다.

2) M&I기법

'Music and Image(음악과 이미지)'라는 의미로 양파 껍질 같은 치료단계라 부르기도 한다. 이 치료기법은 의사소통이 가능하고 무의식이 탐구된다. 음악을 듣고 자기만의 영상을 떠올리며 그것을 이야기 형식으로 나누는 음악대화기법이다. 심상화(생생하게 마음속에서 그려보는 것)된 자신의 이미지를 뚜렷하게 기억하고 의미를 표현하는 기법이다. 무의식 안에 자신이 갖는 내면의식을 표현하는 방법이기도 하며 그림을 통해 자신을 표현하는 방법도 있다.

- 음악을 들려주고 '무엇이 떠오르지?', '뭐하고 있어?' 등등을 묻는다.
- 게임이나 만화로 그려본다.
- 음악과 이미지 영상을 이용해 치료한다.
- 지금, 바로 여기를 중심으로 한다. 그렇다고 해서 미래에 대한 중요성을 배제하는 것은 아니다. 자신의 희망과 욕구(미래적 개념)를 파악하고, 그것과 현재의 상황, 감정, 행동을 함께 조망해나가는 것이다. 중요한 것은 현재 상황에 대한 집착이 아닌 집중을 하는 것이다.
- 음악은 인원수에 따라 2곡에서 3곡을 선정한다(슬픈 음악 / 잔잔하고 서정적인 음악 / 빠르고 밝은 음악).

3) MAT 기법

'music art therapy(음악예술치료법)'라는 뜻을 의미한다. 음악을 통해 주제에 맞는 그림을 그려본다.

1. 인생곡선 그려보기

눈을 감고 음악을 들어보게 한다.

서정적이고 잔잔한 음악을 들으며 인생곡선을 그려본다.

5분에서 10분가량의 시간을 준다.

태어날 때부터 앞으로의 인생(70세에서 100세까지)에 대한 계획을 세워볼 수 있는 계기가 된다.

마음 안에 아주 꺼내기 싫은 상처가 있지만 사람들은 그 상처를 분리시키면서(좋은 것만 생각하려고 한다) 나머지 부분만 갖고 살아가려고 한다. 안전한 환경 속에서 충격적 사건에 다가가게끔 할 수 있는 치료가 웃음음악치료다.

● 5살부터 시작해 5년씩 자신의 인생을 돌이켜보자.

예) 즐겁고 행복했던 기억, 힘들고 슬펐던 기억을 떠올린다.

각각 자기가 그린 인생곡선을 설명하며 이야기를 나누어본다.

긍정의 힘과 마음의 힘을 얻을 수 있도록 동기부여를 해줄 수 있는 이야기를 나눠본다.

치료 대상자의 나이에 맞는 부분별 노래를 선택하며 악기와 함께 자신의 꿈과 미래의 대상을 정해 노래를 불러본다.

2. 음악을 들으며 일상적인 생활에서 얻어지는 스트레스 알아보기

● 빗속의 사람 검사

(현재의 스트레스와 대처 능력이 있는가를 알아보는 검사로서, 스트레스의 비중에 상관없이 스스로 얼마나 풀 수 있느냐를 보는 방법이다.)

1. 비가 내리고 있습니다.

2. 빗속에 있는 사람을 그려주세요. 단, 졸라맨 같은 사람은 그리지 마세요. 완전한 사람을 그려주세요.

3. 그림이 끝난 후에는 질문을 한다.

질문 : 본인이 그린 그림을 보고 기분이 어떠십니까? 무엇을 하고 있는 것입니까? 그림 안에 있는 사람은 몇 살이지요? 이 사람이 필요한 것은 무엇일까요? 이 사람은 어디를 바라볼까요? 등등

4. 스스로 알아갈 수 있도록 스트레스의 원인을 물어본다.

5. 10분에서 15분의 시간을 준다(음악을 틀어준다). 그리고 난 후 본인들이 그린 그림을 보고 느낀 점을 이야기 해보도록 한다. 그런 후 스스로 알 수 있도록 설명해준다. 그림 설명이 다 끝난 후에는 통 안에 스트레스를 담아서 부숴버린다(다함께). 스트레스를 가상으로 둥글게 만들어서 공을 차서 날리듯 발로 차버린다. 그런 후 자신의 몸을 감싸며 이야기한다.

"난 행복한 사람이다. 내 안에는 스트레스라는 게 없어. 스트레스야, 이젠 들어오지 마!"

행복한 상상을 하면서 웃음을 지어본다. 웃음노래를 많이 듣도록 한다.

4) MFT기법

'Music Fun therapy(음악웃음치료법)'라는 의미로 다양한 음악과 함께 노래와 악기를 통해 즐거움을 더해가며 치료하는 기법이다. 레크리에이션의 일부 기법과 비슷하다.

5) 의미치료기법

사람은 의미가 없으면 죽는다. 내가 누구에게 도움이 될 때 삶의 의미를 찾는다. '왜 사는가?', '왜 나는 여기에 있는가?', '목표가 없으면 삶의 의미가 없다' 등등의 의미를 알고 깨달아가며 치유되는 방법이다. 이처럼 치료의 기법은 다르지만 모든 병은 마음에서 비롯된다는 의미를 바탕으로 음악이 정신적, 육체적인 치료에 플라시보 효과를 더해준다.

플라시보 효과란 환자를 안심시키는 방법으로 실제로 신체에 아무런 조치도 취하지 않으면서 행하는 위장의 의술이기도 하다. 하지만 음악을 통한 플라시보적인 효과를 주는 것은 노래와 동작이다. 치료를 받는 내담자의 현실과 상상 속의 현실을 본질적으로 구분하지 못하는 마음과 신체의 속성을 설명해 주는 역할이 된다. 자신이 자신의 내면을 알아가면서 스스로 자신의 병의 근원이 무엇인지 알아가는 자가치료법이기도 하다.

사람은 일종의 소우주와 같다. 몸과 마음(정신)은 나눌 수 있을 듯하지만 부분이 전체를 포함하고 전체 속에 부분이 있듯이 신체는 하나로 구성된 홀로그램적인 것이다. 그렇기 때문에 정신이 건강하면 육체도 건강하게 되는 건 자연적인 현상이다.

소리의 효과

음악, 즉 소리는 인체의 에너지 장이라고도 불린다. 인체의 에너지 장은 파동 (소리), 진동, 모든 소리로 들려오는 진동이라고 한다. 그중에서도 일상적으로 가장 많이 접하는 것이 소리인데 소리의 파동에서도 사인파로 들어오는 파동이 있는가 하면 톱니형파로 되어 있는 파동이 있다. 이를 좋은 소리와 나쁜 소리(노이즈)라고 구별해본다면 쉽게 이해할 수 있을 것이다. 그것을 플러스 파동(사인파의 음)과 마이너스 파동(톱니형파의 음)이라고 한다.

플러스 파동과 마이너스 파동 효과

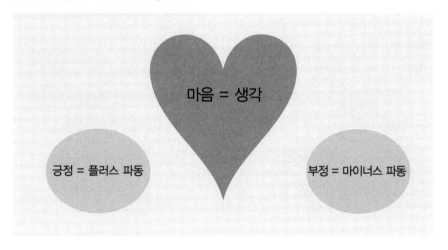

1) 플러스 파동

감사, 사랑, 자비, 용서, 평안, 안정, 만족, 신뢰, 정직, 겸손, 자유 등을 열거할 수 있다. 플러스 파동은 인간의 내면적 · 외면적, 정신적 · 육체적 건강을 이롭게 하며 타인들에게까지도 전달해줄 수 있다.

2) 마이너스 파동

분노, 질투, 슬픔, 두려움, 불안, 원한, 불만, 불신, 미혹, 얽매임, 방자함, 뽐냄, 우쭐댐, 스트레스, 남의 결점 지적하기 등이 마이너스 감정에 속한다.

이런 감정이 지나치게 강렬해지면 그것이 마이너스 파동이 되어 송과체에 전달된다. 송과체는 머리 중앙 부분에 있는 솔방울 모양의 내분비샘으로 녹두알 크기 정도의 아주 작은 호르몬 기관이다. 그런데 이 작은 기관이 우리 몸의 신진대사와 자연치유력을 주관하며, 모든 정신활동의 핵과 같은 역할을 한다.

고차원 의학에서는 이를 자신의 생각이 자신에게 빙의되는 파동으로 이해하고 있다. 즉 자신을 책망하여 저주하고 있는 것과 같다. 인간이 내는 마이너스 감정은 자기 자신뿐만 아니라 남들에게도 커다란 영향을 준다. 남의 원망이나 질투를 사면 그런 의식의 파동이 송과체로 전해진다. 또한 그런 생각은 파동이기 때문에 살아 있는 사람의 파동뿐만 아니라 이미 죽은 사람의 파동도 영향을 미친다.

자율신경	플러스 파동	마이너스 파동
교감신경	억제	항진
부교감신경	항진	억제

일상적으로 우리는 노이즈, 즉 잡음이나 소음에 의존하면서도 시달리게 되어 있다. 현대인들에게 새로운 병이 있다면 전자파 음을 통한 스트레스일 것이다. 음에 대한 방향감각 또한 잃어버리게 됐으며 무엇이든 원터치 형식으로 되어버린 전자물에 의존함으로써 젊은이들에게 새롭게 생기는 알츠하이머병의 일종인 건망증 또한 늘어나고 있다.

웃음음악치료에 사용되는 웃음음악기법

■ 웃음을 잡자 (작곡/작사 이화용) C장조

웃음을~ 잡자 웃음을 잡자 하하하~

어디지?

(멀리 찾는 듯한 표정과 눈이 마주친 사람들과 함께 마주 보면서)

하하하!!! (서로 껴안으면서 하하하 박장대소한다.)

(두 팔을 벌려서 크게 웃는다.)

■ 세 가족 웃음 (작곡/작사 이화용) C장조

(전주곡)

아빠는 이렇게 웃지요 하하하!!! (두 팔을 벌리면서 크게 웃는다.)

(아빠는 뚱뚱하고 건강한 모습)

엄마는 이렇게 웃지요 호호호!!! (두 손을 모아서 수줍게 웃는다.)

(수줍어하는 표정)

나~는 이렇게 웃지요 헤헤헤!!! (어깨를 들썩이면서 해맑게 웃는다.)

(귀엽고 깜찍하게)

우리 가족은 하하 호호 헤헤랍니다!!!

(두 손을 모아 가슴에 안고 서로 어깨동무하면서 오른쪽, 왼쪽 기울이면서)

■ 모닝송 (작곡/작사 이화용) D 장조

햇살 가득 눈부신 하루를 웃으면서 시작해요

하하하 호호호 헤헤헤 히히히

(두 팔을 크게 벌려 기지개를 펴본다. 하하하~)

■ 하하 호호 헤헤 (이화용)

(숫자의 크기에 음의 높낮이를 맞추어 악기 연주하기)

1 2 3 4 5 6 7 8

(숫자의 크기에 맞추어 하하, 호호, 헤헤 형식을 반복하며 음의 높낮이에 맞춰 불러본다.)

■ 스트레스 통 송 (이화용)

(둥글게 통을 만들어서 내 안의 스트레스를 담아서 부숴버리는 스트레스 통 송)

내 안에 꼭꼭 숨어 있는 스트레스를 담아~ 담아~ 부숴버려!!

하하하~ 나도 담고 너도 담아 모두 부숴버리자~ 스트레스야 안녕~

■ 웃음난타 (이화용)

(북 5개와 소고 10개(PET병이나 다른 타악기용으로 사용되는 것들은 다 가능함)로 리듬을 주면서 연주한다.)

쿵쿵따라 쿵쿵따!

쿵쿵따라 쿵쿵따!!

쿵따 쿵따 쿵따!! 따따따따!!!(말을 넣으면서 다함께 하하하하 웃는다.)

쿵쿵따라 쿵쿵따!

쿵쿵따라 쿵쿵따!!

*다함께 랩 형식의 리듬을 맞추면서, 아주 간단한 자신이 하고자 하는 언어를 넣어서 랩으로 릴레이 난타를 한다.

*즉흥으로 부를 수 있는 곡으로는 '학교종이 땡땡땡!! 웃음치료 하하하!!', '어서 모이자 하하하', '웃음행복이 우리를 기다리네~ 하하하' 등이 있다.

■ 싱글 벙글

싱글싱글 싱글싱글 벙글벙글 벙글벙글

우리모두 고개 돌려 쏴———악!

싱글싱글 싱글싱글 벙글벙글 벙글벙글

옆 친구와 인사해요! 안-녕!

싱글 랄랄라—— 벙글 싱글! 벙글! 해——

싱글 랄랄라—— 벙글 싱글! 벙글! 해!

■ 둥글게 둥글게 ~ 웃어봅시다

둥글게 둥글게(하) 둥글게 둥글게(하)

빙글빙글 돌아가며 춤을 춥시다/웃어봅시다(하)

손뼉을 치면서(하) 노래를 부르며(하)

랄랄랄라 즐거웁게 춤추자 ~/웃자(하하하하하)

■ 우리집에 왜 왔니

우리집에 왜 왔니 왜 왔니 웃으러 왔단다 왔단다

우리집에 왜 왔니 왜 왔니 왜왔니 꽃 찾으러 왔단다 왔단다 왔단다

무슨 꽃을 찾으러 왔느냐 왔느냐

* '웃으러 왔단다 왔단다' 는 춤추러, '간지럼 태우러, 노래하러 등으로 바꿀 수 있다.

■ 나처럼 해봐요 요렇게~ 하하하

(웃음 따라부르기로서, 동작은 박장대소로 한다.)

나처럼 해봐요 요렇게 나처럼 해봐요 요렇게

나처럼 해봐요 요렇게 아이 참 재미있다

(이 노래를 가지고 박장대소, 포복절도, 요절복통의 큰 동작과 함께 웃는다.)

나처럼 해봐요. 요렇게 하하하하하하~

■ 웃는 얼굴, 화난 얼굴

웃는 얼굴 예쁜 얼굴 우리 모두 웃어보자 하하하하!!~

(이 노래를 아이와 함께 불러보자. 거울을 보고 아이와 나란히 앉아서 웃는 얼굴을 만들어
본다. 미소도 지어보고, 입을 크게 벌려 웃는 모습도 만들어본다. 화난 얼굴을 만들어보고
울 때의 표정도 지어본다. 아이와 얼굴을 마주 보고 웃는 얼굴, 화난 얼굴도 만들어본다.
마지막으로 기쁠 때, 화날 때, 슬플 때 등에 맞는 소리도 내본다.)

웃을 때 어떤 소리가 나지?

해해해! 히히히히 후후후!! 흐흐!! 깔깔——

(노래를 부르며 몸으로도 감정을 표현해본다.)

웃는 얼굴 예쁜 얼굴 우리 모두 웃어보자

우는 얼굴 미운 얼굴 우리 모두 울어보자

성난 얼굴 미운 얼굴 우리 모두 화내보자

■ 앞으로

(앞으로 발맞춰 걸어가면서 노래를 부른다.)

앞으로 앞으로 앞으로 앞으로 ~

지구는 둥그니까 자꾸 걸어 나가면

온 세상 어린이들 다 만나고 오겠네

온 세상 어린이가 하하하하 웃으면

그 소리 울려 퍼지네 달나라까지

앞으로 앞으로 앞으로 앞으로~

크레이지 세라피

한국웃음센터
팀장 정현우

크레이지의 개념

'크레이지(crazy) = 미친다' 는 거의 반사적으로 떠올리는 개념이다. 뿐만 아니라 '미친다' 라는 단어를 접하면 가장 먼저 연상되는 모습이 머리를 풀어헤친 채 야릇한 미소를 지으며 알 수 없는 말을 혼자 중얼거리는 사람이다.

물론 사전적인 의미로 미친다는 것은 '정신에 이상증세가 온 상태' 를 가리킨다. 하지만 여기서 다루는 미친다의 의미는 '열정과 의지를 가지고 한 가지 일에 몰입하는 것' 을 의미한다.

예를 들어 누군가가 한 우등생에게 "쟤는 공부에 미쳤어"라고 수군댄다면 그것은 그 우등생이 한군데에 푹 빠져 있다는 것을 빗대는 좋은 표현이다.

다시 말해 고전적으로 벽(癖)에 들린다는 말과 일맥상통할 수 있겠다. 이 말은 마치 신 들린 듯 누가 뭐라고 하든지 간에 자신의 길만 보고 전진하는 것을 뜻한다. 조선 후기의 실학자 박제가는 자신의 저서에서 이렇게 말했다.

"벽이 없으면 가치가 없는 사람이다. 창조적이고 독특한 정신을 갖추고 전문의 기예를 습득하는 것은 때때로 벽이 있는 사람만이 할 수 있다."

옛날 어느 한 광물학자가 아침부터 광물을 현미경으로 뚫어지게 살펴보며 연구하는데 광물의 단층이 자꾸 어둡게 보이더라는 것이다. 렌즈에 무엇이 끼었나 보다 하고 고개를 든 순간 그는 자신의 이마를 치며 웃었다고 한다. 어느새 물건의 식별이 불가능한 밤이 되어 있었다는 것이다. 이것은 한군데에 놀랍도록 무섭게 몰입했음을 보여준 단적인 예라고 할 수 있다. 그 사람은 벽에 들렸던 것이다.

사람은 자아성취감을 느꼈을 때 가장 큰 행복을 느낀다. 스트레스 레벨도 그에 따라 낮아지는 것이 당연지사다. 여기서는 바로 스트레스 레벨을 줄여주고 한 가지 일에 집중력을 높이는 열정치료, 몰입, 벽에 관해 얘기하고자 한다.

왜 미쳐야 하는가?

메이저리그에서 뛰고 있는 타자들을 가만히 관찰해보면 3할대 타자와 2할대 타자가 현격히 다른 것을 알 수 있다.

3할대 타자는 나올 때마다 관중의 환호 혹은 앵커의 흥분된 어투와 기대어린 시선을 한몸에 받는데 2할대 타자는 그저 별 탈 없이 잘 넘겨주기만을 바랄 뿐 그 이상도 이하도 바라지 않는다. 심지어는 마이너리그 강등에 대해 언급할 정도로 형편없이 대하기 일쑤다. 3할대 타자와 2할대 타자는 연봉도 배 이상 차이가 나며 3할대 타자는 각 구단의 러브콜이 쇄도하는 반면 2할대 타자는 떠돌이 신세가 되어 각 구단의 남은 자리를 찾아 전전긍긍한다. 그렇다면 3할과 2할이 그토록 큰 차이일까? 아니다. 안타 하나로 갈리는 것이다.

안타 하나로 스타선수가 되느냐 아니면 무명으로 남느냐가 판가름 난다. 하지만 3할대 선수는 이 사소한 안타 하나를 더 때리기까지 2할대 선수보다 몇 배나 피나는 연습을 했을 것이고 우리는 이런 그에게 열광한다. 결과는 정확하고 평가는 냉정하다. 절대로 노력은 그 사람을 배반하지 않는다.

그렇다면 한발 더 나아가 3할대 선수와 4할대 선수는 어떤 차이가 있을까?

우선 4할대 선수로 자리매김하게 되면 사람들은 그를 '히어로' 혹은 '살아 있는 전설'이라는 수식어까지 거침없이 붙여준다. 4할대 선수는 자신이 원하는 팀과 포지션에 설령 다른 선수가 있더라도 당당히 그를 빼고 자신이 들어갈 수 있는 선택권이 있다. 구단 측은 그를 보물로 떠받들며 어디를 가든지 경호원, 주치의, 헬스 트레이너, 코디, 매니저 등 수십여 명을 붙여준다. 각 스포츠 브랜드의 CF 제의, 체육대학교의 강연요청 등으로 해서 연봉은 말할 것도 없고 가히 걸어다니는 기업이라 해도 손색이 없을 정도로 천문학적인 액수를 벌어들인다.

대표적으로 농구엔 마이클 조던, 야구엔 배리 본즈, 골프는 타이거 우즈를 예로 들 수 있겠다. 우리는 이들을 보고 흔히 '○○에 미친 사람들'이라고 표현한다.

유명한 격언 중에 "재능 있는 사람은 노력하는 사람을 못 따라오고 노력하는 사람은 즐기는 사람을 따라올 수 없다"는 말이 있다. 하지만 이 시대의 성공한 사람과 세계적인 CEO는 이제 이렇게 말한다. "단순히 즐겨서는 미치는 사람을 따라갈 수 없다"라고. 우리가 미쳐야 하는 이유가 바로 여기에 있다.

몰입은 불가능을 가능케 한다!

요즘 우리 주변에서는 자신의 일과 갖가지 취미생활에 빠져 있는 사람들을 흔히 볼 수 있다. 반복되는 무미건조한 일상에서 벗어나 살맛 나게 살아가는 이들의 공통점은 바로 어딘가에 '미치도록 빠져 있다는 것' 이다.

한 공중파 방송에서 몰입에 관해 비중 있게 다룬 적이 있다. 특히 집중력과 상상력을 발휘하여 육체이완과 정신이완을 충분히 이루어나가면 심신이 안정되고 뇌세포가 평화의 알파파를 얻게 된다는 연구 결과를 밝혀냈다.

이를 토대로 다른 것을 생각하지 않고 오로지 하나의 목표만을 바라보며 심취하고 몰입한 결과 놀라운 일들이 벌어졌다. 서울대학교의 황농문 교수는 60년 이상 아무도 풀지 못했던 난제들을 몰입을 통해 해결했다. 몰입을 한 번도 경험해보지 못한 중학생들을 대상으로 아직 배우지 않은 미적분을 몰입을 통해 풀 수 있는지 시도했는데 놀랍게도 가능했다.

몰입은 성공을 부른다!

최근 미국의 경영 트렌드는 플로우(flow)다. 많은 기업들이 앞 다투어 경영에 플로우를 도입하고 있다. 플로우란 '완벽한 심리적 몰입' 을 뜻하는 심리학 용어다. IT산업의 중심지인 실리콘밸리 근처의 한 기업컨설팅회사 I.D.E.A. 에서는 경영자들을 대상으로 플로우를 교육하고 있다. I.D.E.A.의 조언으로 몰입경영을 도입한 회사들은 창의성, 생산성, 직원들의 행복감 등 많은 면에서 높은 성과를 올렸다.

몰입은 직무에 지쳐 있는 직장인들에게 불안감 등 모든 악재를 해소해주고 행복감을 높여주는 훌륭한 스트레스 치료제인 것이다.

〈몰입의 즐거움〉의 저자 칙센트미하이의 말에 따르면 몰입하는 사람은 보상을 얻게 된다고 한다. 그런데 그것은 단순히 외적인 것이 아니고 내적 보상이며 감각적 쾌감이 아니라 내적 즐거움이다. 이 같은 경험은 동서양을 막론하고 문화적 · 종교적 차이를 초월하며 의사나 컴퓨터 프로그래머 등 전문직뿐 아니라 단순직 종사자에게도 나타난다.

플로우의 상태에선 본인이 행복한지 알지 못하지만 그 상황이 끝나면 알게 된다. 행복감을 느끼며 일을 하고 목적의식을 갖고 과업을 이뤘을 때 그 경험을 또 하고 싶다고 느끼는 것이다. 그것이 행복감과 연결된다. 플로우 경험이 행복감을 느끼는 것이지 행복하기 때문에 플로우를 느끼는 것이 아니다. 칙센트미하이 교수는 이를 '자아의 확장'이라 부른다. 이를 통해 잠재력이 발휘되고 스스로 자신감을 갖게 되며 창의적 능력이 향상된다. 중요한 것은 플로우 상태는 어떤 조건들만 만족되면 누구나 들어갈 수 있고 트레이닝으로 가능하다는 것이다.

그렇다면 크레이지 세라피는 무엇인가?

앞서 말한 몰입의 최적 상태를 만들기 위해 트레이닝하는 것을 말한다. 사각 플라스크 속에 갇힌 벼룩을 본 경험이 있는가? 본래 벼룩은 자신의 몸보다 200배에서 300배 정도의 높이를 뛸 수 있는 엄청난 재능이 있다. 하지만 플라스크 속에 약 1시간 정도만 가둬놓고 다시 꺼내주면 벼룩은 놀랍게도 지금껏 갇혀 있던 병의 높이 만큼밖에 뛰지 못한다. 이는 무엇을 의미하는가?

들판을 뛰놀며 활개치고 다니던 어린 시절에는 "너의 꿈이 뭐니?"라고 누군가가 물어보면 대부분 "대통령이요", "과학자요", "장군이요" 하며 아무렇지도 않게 자신감 넘치는 어투로 자신의 높은 의지와 꿈을 외친다. 하지만 점점 커나가면서 얘기는 달라진다. 마치 벼룩이 갇혀 있던 플라스크와도 같이 자신이 규정지은 환경 속에 자신을 국한시키고 행동반경을 점점 줄여나간다. 그러다 보면 어느덧 자신이 말하던 꿈이 이루어졌어야 할 어른이 된 후에도 예전의 높은 의지와 희망은 온데간데없고 현실에 안주하며 소박한 삶을 연명해가는 것이다. 분명 자신은 더 높이 뛸 수 있는데도 딱 자신이 아는 범위 내에서 머무르는 사람들. 그 안에서 스트레스 레벨은 더욱 높아만 간다.

우리는 더 크게 말할 수 있고 더 넓게 활동할 수 있으며 더 깊게 생각할 수 있다. 그렇다는 사실을 인정하고 탁상공론에서 그치는 것이 아니라 직접 체험하고 충분히 느끼면서 비우고 채우자는 말이다.

크레이지 세라피란 앞서 말한 자신의 높은 가치창출을 위한 하나의 자아발견과 자아개발의 수단이 되는 프로그램이라 할 수 있다. 마음을 한데 모을 수 있도록 내면의 찌꺼기를 제거하는 작업이기도 하다. 크나큰 몰입의 효과를 누리기 위해서 말이다.

즉, 크레이지 세라피란 말그 대로 열정, 몰입, 열광, 분노, 미침을 치유법의 하나로 도입한 것이다. 나의 내면을 가감 없이 있는 그대로 표출하고 고정관념을 깨고 상식의 틀을 깨는 여러 행위를 통해 내·외면의 자유와 카타르시스를 얻는다. 더불어 자신감이 증가하는 것은 말할 것도 없다.

하얀 도화지가 더러운 도화지보다 채울 것이 많고 더 잘 그리고 싶게 하고 더 집중이 잘 되는 법이다. 나의 외면과 마음은 연결되어 있다. 크레이지 치유 프로그램을 통해 우리는 군더더기 없이 깨끗한 자아와 다시 만나게 된다.

실전 크레이지 세라피

나는 지금까지 수차례 '스트레스 다운! 크레이지 세라피' 과정을 진행하면서 수많은 시행착오를 거쳤다. 그 시행착오의 시간 동안 확실히 가장 큰 효과를 본 치유법을 위주로 단계별로 소개하겠다.

평소에 느끼던 성공에 대한 두려움, 주변 환경에 대한 두려움, 질병에 대한 두려움 등은 잠시 접어둔다. 아니 영원히 접어둘 것처럼 마음을 단단히 먹는다. 이 순간 자신을 방해하는 사람은 아무도 없다. 우리는 이 요법이 행해지는 짧은 순간만큼이라도 집중을 통해 목표를 달성하고 그것을 통해 큰 행복과 성취감을 느껴야 한다. 이런 일련의 작은 성취가 조금씩 쌓여갈 때 마치 자갈이 모여 산을 이루듯 성취감이 우리 몸에 축적된다. 성취에 한번 맛 들린 자아는 이루는 재미를 알게 되며 산더미 같은 문제가 사실은 자그마한 조약돌이었음을 깨닫게 된다.

그렇다면 이제 크레이지 세라피를 통해 성취감을 느끼는 훈련을 해보자. 성취감 단련의 첫 번째이자 마지막 미션은 내 자신의 내면과 외면의 장애물을 확실히 비우는 데만 집중시키는 것이다. 근심과 한, 스트레스, 나쁜 습관 등 버릴 것이 너무나 많을 것이다.

여기서 중요한 것은 내가 왜 스트레스를 느끼는지에 관하여 원인을 줄줄이 생각해낼 필요는 없다는 것이다. 오히려 그런 복잡한 연결고리가 연상작용을 일으켜 심리적으로 더욱 불안하게 만들 수 있다.

예를 들어보자. 우리가 몇 달째 지저분하고 복잡한 방안을 보면서 '언제부터 이렇게 지저분해졌지?' 라고 사고하면 일단 머리가 복잡해진다. 동시에 '어디부터 치워야 할까?' 라는 생각이 꼬리를 물며 '이걸 언제 다 치우냐?' 라는 생각이 또 꼬리를 물게 되어 있다. 그러고 나면 지레 겁을 먹게 되며 오히려 비우겠다는 생각은 온데간데없어지고 나의 사고마저 방처럼 지저분해진다. 동시에 나의 뇌는 지저분한 방을 그렇게 둘 수밖에 없도록 합리화를 시키곤 다시 방치한다. 일상에서 흔히 겪는 일이다.

하지만 반대로 일단 큰 쓰레기통을 갖다놓고 나면 빨리 처리해 이 쓰레기통을 치워야겠다는 생각이 강하게 든다. 당연히 버릴 건 버리고 챙길 건 챙기게 되어 의외로 단시간 내에 청결한 방을 만들 수 있다. 우리는 미친 듯이 청소를 하고 난 뒤에 이렇게 말한다. "이렇게 쉬운 것을…."

그렇다. 이런저런 생각 이전에 큰 쓰레기통을 내 마음에 준비하는 것이다. 그저 현재 나의 답답한 심정. 꽉 막힌 무언가를 무작정 시원하게 뚫어야겠다고 생각하는 것이다. 시쳇말로 요새 유행어처럼 '아~무 이유 없이' 말이다.

목표치는 가슴이 벅차오를 정도로 후련한 느낌이 들 때까지다. 가장 좋은 방법은 지금부터 펼쳐질 1시간이 마치 내 인생의 축소판이라고 생각하는 것이다. 그러면 아마 자신이 실패하길 원하는 대상자가 있지 않는 한은 가슴이 조금씩 뜨거워질 것이다.

그러면 하얀 도화지를 만들기 위해 작업을 시작해보자. 장소는 주변의 방해를 받지 않는 곳이어야 한다.

1) 크레이지 샤우트(crazy shout)

긍정적인 나로 거듭나기 위해 자아를 세상 앞에 당당히 선포하는 시간이다. 사회가 발전하면 할수록 스트레스와 가슴의 응어리는 쌓여만 가는데 이 응어리를 후련하게 풀 곳은 없다. 가슴속엔 언제나 내 자아를 후련하게 풀고픈 욕구가 꿈틀대고 이 욕구를 반영하듯 노래방은 유행을 타지 않는 인기업종으로 장수하고 있다. 왜 많은 사람들이 이토록 노래방을 즐겨 찾는가? 풀기 위해서다. 소리를 통해서 말이다. 소리를 통한 긍정적인 자기암시는 불안감과 초조함을 떨치고 자신감을 배가시키는 데 큰 효과가 있다.

복싱에 미쳐서 전설이 되어버린 한 복서의 예를 들어보겠다.

"난 세계 최고다!"

이것은 캐시우스 클레이라고 하는 젊은 무명의 권투선수가 소니 리스톤과의 큰 시합을 앞두고 신문기자에게 한 말이었다. 신문기자는 갑자기 나타난 그 건방진 친구를 한껏 비웃는 기사를 실었다.

하지만 그가 시합에서 일방적으로 승리하자 언론은 그를 주목하기 시작했다.

그는 시합에서 이겼을 뿐 아니라 그것을 예언까지 했던 것이다. 클레이는 곧이어 세계 순회 경기를 돌면서도 "난 세계 최고다!"라는 말을 되풀이했다. 또한 그는 자신이 상대방을 몇 회에 쓰러뜨릴 것인지도 예언하기 시작했다. 한두 경기를 제외하고는 그의 예언은 적중했다. 그가 바로 '나비처럼 날아서 벌처럼 쏜다' 는 세계적인 유행어를 탄생시킨 무하마드 알리다.

이 예화가 말해주듯 자신도 직접 이 크레이지 샤우트 시간에는 폐부 깊숙이 쌓여 있던 나쁜 공기와 한들을 누구의 간섭 없이 마음껏 내질러버리는 것이다. 내가 최고라고, 난 무엇이든 할 수 있다고. 가슴이 뻥 하고 뚫릴 때까지 말이다. 방법은 간단하다. 빠르고 큰 음악을 틀어놓거나 아니면 탁 트인 공간에서 음악과 환경을 압도할 정도의 큰 소리를 배에서부터 목까지 끌어올려 힘껏 내지르는 것이다.

2) 크레이지 래핑(crazy rapping)

고정관념을 깨는 두 번째 요법이다. 끊임없이 지껄이는 랩을 통해 영혼의 자유를 얻는다는 수많은 국·내외 래퍼들의 말에 착안한 기법이다.

남녀노소 누구나 마치 래퍼가 된 것처럼 몸을 자유롭게 흔들며 지극히 기본적인 박자를 틀어놓고 자신이 하고 싶은 말이나 욕을 무차별적으로 폭발시키며 내뱉는 것이다. 주제는 나의 삶, 지금껏 살아온 나의 인생, 현재 위치, 미래의 비전 등 그 어떤 것도 상관없다. 그것이 어렵다면 자신이 정말 하고 싶은 말을 하나만 정해서 끊임없이 되뇌어도 상관없다.

하염없이 쏟아내면 나중엔 자신의 감정까지 랩 가사로 승화되어 마치 무당이 굿을 통해 한풀이를 하듯 고도의 몰입이 가능해진다.

3) 크레이지 율동

스트레스 해소를 위해 박자와 음정을 무시한 채 신나게 몸을 흔드는 것도 크레이지 세라피의 하나다.

극동정보대 전미향 교수의 연구에 의하면 율동적 동작은 운동과 함께 음악의 효과를 이용하는 매우 효과적인 스트레스 관리 방법이라고 밝혀졌다. 율동적 동작은 비언어적 의사소통의 형태로 동작을 통해 내부의 감정을 표출시켜 자신을 표현하는 기회를 제공한다. 또한 신체적 이완을 증진시키고 자신을 인식할 수 있도록 하여 자아 고양에 공헌할 수 있도록 하는 중재 전략으로 즐기면서 표현할 수 있는 운동의 한 형태다.

율동적 동작은 대상자가 자신이 즐겨 듣는 음악에 맞추어 창조적인 동작을 하면서 자신의 내부 감정을 신체의 움직임을 통해 표현할 수 있는 방법이다. 음악에 포함되어 있는 가사를 따라 부르거나 자신의 감정에 맞추어 수정해 부르는 동안 내부의 감정을 언어적으로도 표현할 수 있도록 도움을 받게 되는데 이런 이유로 스트레스를 관리하는 데 매우 유용한 방법이 된다. 스트레스 해소 방법으로 율동적 동작을 이용하고자 할 때 포함되는 구체적인 내용은 다음과 같다.

율동적 동작을 하는 동안 이용할 수 있는 도구는 북, 장구, 소고 등과 같은 타악기다. 타악기의 울리는 소리에 맞추어 자신의 내부에 숨어 있는 감정을 표출할 수 있으며 특히 분노의 감정과 같은 부정적인 감정을 해소하는 데 도움이 된다. 이 외에도 율동적 동작의 효과와 대상자의 흥미를 유발시키기 위해 손수건, 부채, 화관, 북채 등을 이용할 수 있다.

율동적 동작을 스트레스 해소 방법으로 이용하는 경우 그 효과는 크게 세 가지로 설명할 수 있다.

● 무의식 속에 잠재된 불안한 정서와 감정의 상태는 긴장된 근육의 이완, 자유로운 신체 움직임을 통해 심리적 해방감을 얻을 수 있으며, 내면의 감정과 갈등이 외부로 표출되어 갈등상태를 둔화시키고 정서적 안정을 찾을

수 있게 한다.

● 심리적 갈등으로 인한 신체 기능의 저하를 자유로운 호흡과 움직임으로 회복시켜 근육의 긴장이 완화되고 신체를 긍정적으로 인식하게 된다. 이에 따라 억압됐던 운동성과 만성적 스트레스 등으로 감소된 근력이 점차적으로 회복된다.

● 즐겁고 자유로운 동작을 통해 타인과 서로 접촉하고 인식함으로써 인간관계가 개선되고 자신에 대한 신뢰와 통일감으로 심리적 안정감을 얻게 된다.

신체적인 효과뿐 아니라 정신적 · 심리적 효과가 입증되고 있는 율동적 동작을 대상자의 성별, 연령, 신체적, 심리적 상태에 맞게 구성하여 규칙적으로 수행하게 한다면 스트레스를 감소시킴과 동시에 질병을 예방할 수 있을 것이다. 더 나아가 궁극적인 목표인 삶의 질 향상을 이룰 수 있을 것이라 확신한다.

앞서 나열한 효과를 반영하여 크레이지 세라피에서는 다음의 크레이지 율동을 간판 프로그램으로 내세우고 있다. 같이 따라해보자.

마치 한바탕 폭풍우가 지나간 것과 같이 격렬한 요법들이 끝나면 뜨겁게 달궈진 몸의 상태를 그대로 유지하면서 본격적으로 마음을 씻어내는 크레이지 스트라이크 시간으로 넘어간다.

미치가쓰 송

미치가쓰미치가쓰미치가쓰미치가쓰미치가쓰 (1번째 후렴)

(어깨를 촌스럽게 흔들며 머리 위로 검지를 힘껏 돌리면서 고개도 같은 방향으로 돌려준다.)

나는 나는 지금부터 미쳐갈 거야

(가슴에 오른손 왼손을 번갈아 대면서 검지를 머리 위로 돌린다.)

나도 미쳐 너도 미쳐 미쳐버렸어

(나와 상대방을 양손으로 번갈아 찍으면서 검지를 머리 위로 돌린다.)

미치가쓰미치가쓰미치가쓰미치가쓰미치가쓰 (2번째 후렴)

(머리 위로 검지를 힘껏 돌리면서 고개도 같은 방향으로 돌리며 동시에 제자리에서 뛴다.)

하하하하하 웃음에 미쳐

(문어처럼 온몸을 흐느적거리며 웃는다.)

알러뷰 알러뷰 사랑에 미쳐

(머리 위로 큰 하트를 그리며 오른쪽과 왼쪽을 번갈아 바라본다.)

미치가쓰미치가쓰미치가쓰미치가쓰미치가쓰 (3번째 후렴)

(2번 후렴 동작을 하면서 지그재그로 마음껏 뛰어다닌다. 멈출 때까지.)

마지막은 무아지경 박장대소로 마무리하면 좋다.

*배경음악 : 비트가 웅장하고 빠른 음악

예) The Union Underground의 Across The Nation

4) 크레이지 스트라이크(crazy strike)

주변에서 쉽게 구할 수 있는 신문지를 이용하는 기법이다. 신문지에 내 마음의 한과 굴레를 투영시켜 빠른 음악에 맞춰 신나게 맘껏 찢어발기는 것이다. 소리도 지르고 때리고 방방 뛰어가면서 성미가 풀릴 때까지 찢고 밟고 던진다. 우리가 흔히 게임으로 즐기는 기왓장 격파도 크레이지 스트라이크의 한 종목이 될 수 있다. 먼저 자신이 버리고 싶고 부수고 싶은 목록을 기왓장 한 장에

한 개씩 적는다. 예를 들어 좌절, 질병, 우울, 게으름, 오만 같은 것을 말이다. 준비가 됐으면 마치 무협영화의 주인공이 된 것처럼 폼을 잡는다. 그리고 주먹 끝에 한을 담아 격파한다. 와장창 하는 굉음과 함께 느껴지는 쾌감과 완벽히 부서진 잔해를 보며 얼마나 짜릿한 해소감을 느낄 수 있는지 직접 해보면 알 수 있다. 그리고 이 과정으로 인해 내면의 치유가 진행된다.

5) 명상

마지막 피드백 순간으로 너무나도 소중한 시간이다. 미리 편안한 명상음악을 준비한다. 바닥에 멋대로 흩어진 신문지 위에 편안히 눕는다. 그리고 잔잔한 배경음악이 나오면 그 아름답고 포근한 선율을 온몸으로 느끼면서 지금까지 열정으로 불태워진 자신에게 대견함과 감사함을 보낸다. 자신의 머리카락부터 발끝까지 세포 하나하나에게 말을 건넨다.

이 순간 거의 대부분의 사람이 울컥 하면서 눈물과 한을 토해놓는다. 오랜만에 느껴보는 자유로움과 성취감이 뜨거운 땀방울과 함께 눈물이 되어 쏟아지는 것이다. '내 심장이 아직 이렇게 뜨겁게 펄떡이고 있는데, 이렇게 마음껏 나를 발산할 수 있는데 왜 지금껏 나를 불태우지 못했을까?' 하는 마음이 드는 것이다.

회한과 반성과 자신감이 뒤범벅이 되어 누워 있는 자신에게 마음은 이렇게 소리친다. 이제 조이지 말고 가두지 말고 마음껏 표현하라고, 그 감사함만큼 자신감을 주겠다고 말이다. 이 시간에 우리는 구체적인 설계를 한다. 내가 더욱더 완벽히 미쳐버릴 수 있도록….

크레이지 세라피에 복잡한 이론은 중요하지 않다. 오로지 네 글자로 귀결될 뿐이다. 不狂不及(불광불급), 즉 미치지 않으면 미칠 수 없다!

스트레스 치료법

1판 1쇄 | 2008 년 4월 15일
1판 4쇄 | 2014 년 7월 21일
발 행 인 | 김 인 태
발 행 처 | 삼호미디어
등   록 | 1993년 10월 12일 제21-494호
주   소 | 서울특별시 서초구 바우뫼로41길 18 원원센터 4층
            www.samhomedia.com
전   화 | (02)544-9456
팩   스 | (02)512-3593

ISBN 978-89-7849-362-8 03510

이 도서의 국립중앙도서관 출판시도서목록(CIP)은
서지정보유통지원시스템 홈페이지(http://seoji.nl.go.kr)와
국가자료공동목록시스템(http://www.nl.go.kr/kolisnet)에서
이용하실 수 있습니다.
CIP제어번호 : CIP2008000996

출판사의 허락 없이 무단 복제와 무단 전재를 금합니다.
잘못된 책은 바꿔 드립니다.